临床儿科
诊疗进展

孙荣荣　主　编

中国海洋大学出版社
·青岛·

图书在版编目（CIP）数据

临床儿科诊疗进展 / 孙荣荣主编. –– 青岛：中国
海洋大学出版社, 2019.5

ISBN 978-7-5670-2212-6

Ⅰ. ①临… Ⅱ. ①孙… Ⅲ. ①小儿疾病 – 诊疗 Ⅳ.
①R72

中国版本图书馆CIP数据核字（2019）第088020号

出版发行	中国海洋大学出版社		
社　　址	青岛市香港东路23号	邮政编码	266071
出 版 人	杨立敏		
网　　址	http://pub.ouc.edu.cn		
电子信箱	wangjiqing@ouc–press.com		
订购电话	0532–82032573（传真）		
责任编辑	王积庆	电　　话	0532–85902349
印　　制	北京虎彩文化传播有限公司		
版　　次	2019年5月第1版		
印　　次	2019年5月第1次印刷		
成品尺寸	170 mm × 240 mm		
印　　张	11.5		
字　　数	221千		
印　　数	1—10000		
定　　价	88.00元		

前　言

近年来，随着医学的发展，儿科疾病的诊断与治疗技术也有了突飞猛进的进步。为了满足儿科临床医生对儿科疾病新理论和新技术的渴求及临床实际工作的需要，我们特邀请专家编纂了此书。

本书分为九个章节，内容涵盖了新生儿疾病、营养障碍性疾病、消化系统疾病、呼吸系统疾病、造血系统疾病、神经系统疾病、免疫系统疾病、传染性疾病、儿童危重症，依据编者自己丰富的专业知识和宝贵的临床经验，同时结合国内外最新的研究动态和成果，对各种儿科常见病、多发病的诊断与治疗做了较为系统的阐述。由于儿科肺炎就诊率颇高，所以本书重点介绍了小儿肺炎的有关内容。全本书具有一定的先进性、实用性和规范性，适用于医学院校相关专业师生、儿科临床医生阅读及参考。

由于作者水平有限，书中不足之处在所难免，恳请各位专家、医学界同仁和读者批评指正，以便今后再版时修正完善。

目　　录

第一章　新生儿疾病

第一节　新生儿窒息

新生儿窒息是指新生儿出生后无自主呼吸或呼吸抑制而导致低氧血症、高碳酸血症和代谢性酸中毒,是引起新生儿死亡和儿童伤残的重要原因之一。

一、病因及发病机制

(一)病因

凡是影响胎盘或肺气体交换的任何因素均可引起窒息。主要与胎儿在宫内所处的环境及分娩过程等密切相关。

1.孕母的因素

孕母有慢性或全身性疾病,如心、肺功能不全、糖尿病、高血压、严重贫血等;妊娠并发症如妊娠高血压综合征等;孕妇吸烟或被动吸烟、吸毒、年龄<16岁或≥35岁及多胎妊娠等。

2.胎盘因素

前置胎盘、胎盘早剥或胎盘老化等。

3.脐带因素

脐带脱垂、绕颈、打结或过短等。

4.胎儿因素

早产儿、巨大儿;先天性畸形,如食管闭锁、肺膨胀不全、先天性心脏病等;羊水、黏液或胎粪吸入阻塞呼吸道;宫内感染等。

5.分娩因素

宫缩乏力、头盆不称、胎位不正等;使用高位产钳、胎头吸引、臀助产术等;产程中麻醉药、镇痛药或催产素使用不当等。

（二）发病机制

1.呼吸改变

胎儿或新生儿缺氧初期，呼吸代偿性加深加快，如缺氧未及时纠正，随即转为呼吸停止、心率减慢，称原发性呼吸暂停。此时患儿肌张力存在，血压稍升高，循环尚好，但有发绀。此阶段若病因解除，经清理呼吸道和物理刺激即可恢复自主呼吸。若缺氧持续存在，则出现喘息样呼吸，继而出现呼吸停止，称继发性呼吸暂停。此时肌张力消失，心率和血压持续下降，此阶段如无外界正压呼吸帮助则无法恢复自主呼吸而死亡。

2.各器官缺血缺氧改变

缺氧和酸中毒可引起机体内血液重新分布，肺、肠、肾、肌肉和皮肤等非生命器官血管收缩，血流量减少，以保证生命器官如脑、心和肾上腺等的血流量。如缺氧持续存在，无氧代谢使代谢性酸中毒进一步加重，体内储存糖原耗尽，脑、心肌和肾上腺的血流量也减少，导致心肌功能受损，心率和动脉血压下降，生命器官供血减少，脑损伤发生。非生命器官血流量则进一步减少而导致各脏器受损。

二、临床表现

1.胎儿缺氧（宫内窒息）

早期有胎动增加，胎心率≥160/分钟；晚期则胎动减少，甚至消失，胎心率＜100/分钟；羊水被胎粪污染呈浅绿色、黄绿色甚至棕黄色。

2.新生儿窒息诊断和分度

Apgar评分是一种简易的临床评价新生儿有无窒息及其程度的方法，由麻醉科医生Apgar博士首先提出而命名。内容包括皮肤颜色、心率、对刺激的反应、肌张力和呼吸五项指标；每项0～2分，共10分，8～10分为正常，4～7分为轻度窒息，0～3分为重度窒息。分别于生后1分钟、5分钟和10分钟进行，如新生儿需复苏，15、20分钟仍需评分。美国儿科学会和妇产科学会1996年共同制定了以下窒息诊断标准：①脐动脉血气分析显示严重代谢性或混合性酸中毒，pH＜7。②Apgar评分0～3分，且持续时间＞5分钟。③有神经系统表现，如惊厥、昏迷或肌张力低。④多脏器受损。

3.多器官受损表现

窒息可造成多器官受损，不同组织细胞对缺氧的易感性不同，其中脑细胞最敏感，其次为心肌、肝和肾上腺；而纤维、上皮及骨骼肌细胞耐受性较高。①中枢神经系统:缺氧缺血性脑病和颅内出血。②呼吸系统:羊水或胎粪吸入综合征、急性呼吸窘迫综合征及肺出血等。③心血管系统:持续性肺动脉高压和缺氧缺血性心肌损害,表现为心律失常、心力衰竭、心源性休克等。④泌尿系统:肾衰竭和肾静脉血栓形成等。⑤代谢方面:低血糖或高血糖、低钙及低钠血症等。⑥消化系统:应激性溃疡、坏死性小肠结肠炎及黄疸加重或时间延长等。

三、实验室检查

对宫内窒息的胎儿,可通过羊膜镜了解羊水胎粪污染程度或胎头露出宫口时取头皮血做血气分析,评估宫内窒息程度;生后应检测动脉血气分析、血糖、电解质、血尿素氮和肌酐等各项生化指标。

四、治疗

生后应立即进行复苏及评估,而不能延迟至 1 分钟 Apgar 评分后再进行。

1.ABCDE 复苏方案

采用目前国际公认的 ABCDE 复苏方案。A 清理呼吸道、B 建立呼吸、C 维持正常循环、D 药物治疗、E 评估。前三项最重要,其中 A 是根本,B 是关键,评估始终贯穿于整个复苏过程中。

2.复苏程序

(1)最初复苏步骤(要求在生后 30 秒内完成)。①保暖:婴儿娩出后立即置于预热的开放式抢救台上。②减少散热:用温热干毛巾揩干头部及全身。③摆好体位:肩部以布卷垫高 2～3cm,使颈部轻微伸仰。④清理呼吸道:立即吸净口、咽和鼻腔的黏液,吸引时间不应超过 10 秒。⑤触觉刺激:经上述处理后婴儿仍无呼吸,可拍打足底 1～2 次或摩擦背部皮肤刺激呼吸。

(2)建立呼吸。①触觉刺激后如出现正常呼吸,心率＞100/分钟,皮肤红润或仅手足发绀可予以观察。②如无规律呼吸或心率＜100/分钟,应立即用复苏气囊进行面罩正压通气。30 秒后重新评估,处理同前,如无规律性呼吸或心率＜100/分钟,需进行气管插管正压通气。

(3)维持正常循环。如气管插管正压通气 30 秒后,心率＜60/分钟,应同时进行胸外心脏按压。用双拇指或中食指按压胸骨中下 1/3 交界处或双乳头与前正中线交界处,频率为 100～120 次/分钟,按压深度儿童(一岁至青春期)至少为胸部前后径的 1/3,大约 5cm,婴儿(不足一岁,新生儿除外)为至少为胸部前后径的 1/3,大约 4cm。

(4)药物治疗。①肾上腺素:经胸外心脏按压 30 秒后,心率仍<60/分钟,应立即给予 1:10000 肾上腺素 0.1~0.3mL/kg,静脉注射或气管滴入,5 分钟后可重复一次。②扩容剂:应用肾上腺素 30 秒后,如心率<100/分钟,并有血容量不足表现时,给予生理盐水扩容,剂量为每次 10mL/kg,于 10 分钟以上缓慢静脉滴注。③碳酸氢钠:经上述处理无效,确定有严重代谢性酸中毒,可给予 5%碳酸氢钠 3~5mL/kg,加等量 5%葡萄糖液,缓慢静脉滴注。④多巴胺或多巴酚丁胺:扩容后有循环不良者可加用多巴胺或多巴酚丁胺每分钟 5~20μg/kg,静脉滴注。使用时应从小剂量开始,根据病情逐渐增加剂量,最大不超过每分钟 20μg/kg。⑤纳洛酮:仅用于其母产前 6 小时内用过吗啡类麻醉或镇痛药所致新生儿呼吸抑制时,每次 0.1mg/kg,静脉或气管内注入。

3.复苏后监护与转运

复苏后仍需监测体温、心率、呼吸、血压、尿量、肤色及窒息引起的多器官损伤,如并发症严重,需转运到 NICU 治疗,转运中需注意保暖、监测生命指标和给予必要的治疗。

五、预防

加强围产期保健,发现高危妊娠及时处理。加强胎儿监护,避免宫内窒息。大力培训产、儿科医护人员,完善复苏设备,推广 ABCDE 复苏技术。

第二节　新生儿肺透明膜病

新生儿肺透明膜病又称新生儿呼吸窘迫综合征,是由于缺乏肺表面活性物质,呼气末肺泡萎陷,致使出生后不久出现进行性加重的呼吸窘迫和呼吸衰竭。主要见于早产儿,胎龄愈小,发病率愈高。

一、病因与发病机制

肺表面活性物质是由肺泡Ⅱ型上皮细胞分泌,于孕 18~20 周开始产生,缓慢增加,35~36 周迅速增加达到肺成熟水平。肺表面活性物质覆盖在肺泡表面,可降低其表面张力,防止呼气末肺泡萎陷,保持功能残气量,稳定肺泡内压,减少液体自毛细血管向肺泡渗出。

由于肺表面活性物质不足或缺乏,肺泡萎陷,肺泡难以充分扩张,潮气量和肺泡通气量减少,导致 CO_2 潴留(呼吸性酸中毒)。肺通气量减少,而肺血流相对正常,通气/血流值降低,引起缺氧,导致代谢性酸中毒。缺氧及混合性酸中毒使肺毛细血管通透性增高,导致肺间质水肿和纤维蛋白沉着于肺泡表面形成嗜伊红透明膜,加重气体弥散障碍,加重缺氧和酸中毒,进而抑制肺表面活性物质合成,形成恶性循环。

二、临床表现

生后 2～6 小时(严重者生后即刻)出现呼吸窘迫,表现为呼吸急促(＞60/分钟)、发绀、鼻翼扇动、吸气性三凹征和明显的呼气呻吟。呼吸窘迫呈进行性加重是本病特点。严重时呼吸浅表,呼吸节律不整、呼吸暂停及四肢松弛。体格检查可见胸廓扁平,听诊呼吸音减低,可闻及细湿啰音。恢复期由于肺动脉压力降低,易出现导管水平的左向右分流即动脉导管开放。表现为喂养困难,呼吸暂停,水冲脉,心率增快或减慢,心前区搏动增强,胸骨左缘第 2 肋间可听到收缩期或连续性杂音,严重者可出现心力衰竭。一般生后第 2、3 天病情严重,由于 3 天后肺表面活性物质的合成和分泌自然增加,4～5 天达正常水平,故 3 天后病情将明显好转。并发颅内出血及肺炎者病程较长。

三、实验室检查

1.实验室检查

①泡沫试验:将患儿胃液 1mL 加 95％,酒精 1mL,振荡 15 秒,静置 15 分钟后沿管壁有多层泡沫表明肺表面活性物质多可除外呼吸窘迫综合征,无泡沫表明肺表面活性物质少可考虑为呼吸窘迫综合征,两者之间为可疑。②卵磷脂/鞘磷脂(L/S)值:羊水或患儿气管吸引物中 L/S≥2 提示"肺成熟",1.5～2 为可疑,＜1.5 为"肺未成熟";肺表面活性物质中其他磷脂成分的测定也有助于诊断。③血气分析:PaO_2、pH 下降及 $PaCO_2$ 增高。

2.X 线检查

X 线检查是目前确诊呼吸窘迫综合征最佳方法。X 线胸片有特征性表现:毛玻璃样改变、支气管充气征、重者呈"白肺"。动态拍摄X线胸片有助于诊断及治疗效果的评估。

四、诊断

典型的临床表现和X线胸片即可确诊,必要时可做泡沫试验。如出生12小时后出现呼吸窘迫,一般不考虑本病。

五、治疗

应采取综合急救措施使患儿度过极期,目的是保证通换气功能正常,待患儿自身肺表面活性物质产生增加,呼吸窘迫综合征得以恢复。机械通气和应用肺表面活性物质是治疗的重要手段。

1.一般治疗

监测生命体征,注意保温,保证液体和营养供应,纠正酸中毒,若合并感染,依据细菌学培养和药敏结果选择相应抗生素治疗。

2.氧疗和辅助通气

(1)吸氧:根据发绀程度选用鼻导管、面罩或头罩吸氧,因早产儿易发生氧中毒,故以维持PaO_2在6.7～9.3kPa(50～70mmHg)和经皮血氧饱和度85%～93%为宜。

(2)持续气道正压或常频机械通气。

3.肺表面活性物质替代疗法

肺表面活性物质目前已常规用于预防或治疗呼吸窘迫综合征,可明显降低呼吸窘迫综合征的病死率及气胸发生率,同时可改善肺顺应性和通换气功能,降低呼吸机参数。

六、预防

加强高危妊娠和分娩的监护及治疗,预防早产。对孕24～34周需提前分娩或有早产迹象的胎儿,出生48小时前给予孕母肌内注射地塞米松或倍他米松。对胎龄24～34周的早产儿,生后30分钟内可常规应用肺表面活性物质,若条件不允许也应争取24小时内应用。

第三节　新生儿黄疸

新生儿黄疸是因胆红素在体内聚积引起的皮肤或其他器官黄染。分为生理性和病理性黄疸两种。新生儿血中胆红素＞86～120μmol/L(5～7mg/dL)可出现肉眼可见的黄疸。部分病理性黄疸可引起胆红素脑病(核黄疸),严重者病死率高,存活者多留有后遗症。

一、新生儿胆红素代谢特点

1.胆红素生成过多

新生儿胆红素是血红素的分解产物,约80％来源于血红蛋白,20％来源于肝脏和其他组织中的血红素及骨髓中红细胞前体。新生儿每日生成的胆红素为8.8mg/kg,成人则为3.8mg/kg;胎儿时期血氧分压低,红细胞数量代偿性增加,出生后氧分压升高,大量的红细胞破坏,且新生儿红细胞寿命短(早产儿低于70天,足月儿约80天,成人为120天),血红蛋白的分解速度是成人的2倍。

2.白蛋白结合胆红素能力不足

胆红素进入血循环,与白蛋白联结后,运送到肝脏进行代谢。与白蛋白结合的胆红素,不能透过细胞膜及血脑屏障引起细胞和脑组织损伤。刚出生的新生儿常有不同程度的酸中毒,可减少胆红素与白蛋白联结。早产儿胎龄越小,白蛋白含量越低,其结合胆红素的量也越少。

3.肝细胞处理胆红素能力差

未结合胆红素进入肝细胞后,与Y、Z蛋白结合,经胆汁排至肠道。新生儿出生时肝细胞内Y蛋白含量极少,肝细胞内尿苷二磷酸葡萄糖醛酸基转移酶含量也低,因此,生成结合胆红素的量较少。出生时肝细胞将结合胆红素排泄到肠道的能力暂时低下,早产儿尤为明显,可出现暂时性肝内胆汁淤积。

4.肠肝循环特殊

成人肠道内的结合胆红素,被细菌还原成尿胆原及其氧化产物,大部分随粪便排除,小部分被结肠吸收后,由肾脏排泄和经门静脉至肝脏重新转变为结合胆红素,再经胆管排泄,即胆红素的"肠肝循环"。新生儿出生时肠腔内具有β-葡萄糖醛酸苷酶,可将结合胆红素转变成未结合胆红素,加之肠道内缺乏细菌,导致未结合胆红素的产生和吸收增加。此外,胎粪含80～180mg的胆红素,如排泄延迟,可使胆红素吸收增加。

当新生儿饥饿、缺氧、脱水、酸中毒、头颅血肿或颅内出血时，更易出现黄疸或使原有黄疸加重。

二、新生儿黄疸分类

1.生理性黄疸

由于新生儿胆红素代谢特点，50%～60%的足月儿和80%的早产儿出现生理性黄疸，其特点为：一般情况良好，足月儿生后2～3天出现黄疸，4～5天达高峰，5～7天消退，最迟不超过2周；早产儿黄疸多于生后3～5天出现，5～7天达高峰，7～9天消退，最长可延迟到4周。足月儿血清胆红素$<205\mu mol/L(12mg/dL)$，早产儿$<255\mu mol/L(15mg/dL)$。每日血清胆红素升高$<85\mu mol/L(5mg/dL)$。

2.病理性黄疸的特点

①出现过早：生后24小时内出现。②程度过重：血清胆红素足月儿$>221\mu mol/L$，早产儿$>257\mu mol/L$，每日血清胆红素升高$>85\mu mol/L$。③持续时间长：足月儿黄疸时间超过2周，早产儿超过4周。④黄疸退而复现。⑤血清结合胆红素$>34\mu mol/L$。符合其中任何一项者即可诊断为病理性黄疸。

三、常见的病理性黄疸

(一)新生儿溶血病

新生儿溶血病是指母、子血型不合引起的同族免疫性溶血。ABO血型不合最为常见，Rh血型不合较少见。

1.病因及发病机制

ABO溶血主要发生在母亲为O型而胎儿为A型或B型的情况下。母亲不具有的胎儿显性红细胞A或B血型抗原(由父亲遗传)通过胎盘进入母体(分娩时)，刺激母体产生相应抗体，当再次怀孕(其胎儿ABO血型与上一胎相同)，不完全抗体(IgG)进入胎儿血循环，与红细胞相应抗原结合，形成致敏红细胞，被单核—吞噬细胞系统破坏引起溶血。由于自然界存在A或B血型物质如某些植物、寄生虫、伤寒疫苗、破伤风及白喉类毒素等，O型母亲在第一次妊娠前，已接受过A或B血型物质的刺激，血中抗A或抗B(IgG)效价较高，因此怀孕第1胎时抗体也可进入胎儿血循环引起溶血。

Rh溶血是母亲Rh阴性(缺乏D抗原),而胎儿红细胞具有D抗原(Rh阳性),母亲所产生的DIgG抗体在进入胎儿身体后即产生免疫性溶血。由于自然界无Rh血型物质,Rh溶血病一般不发生在第1胎。当Rh阴性母亲既往输过Rh阳性血或有流产或人工流产史,因其怀孕前已被致敏,故第1胎可发病。

2.临床表现

症状轻重取决于溶血程度,ABO溶血病相对较轻,Rh溶血病临床表现相对较重,严重者甚至死胎。

(1)黄疸:多数ABO溶血病的黄疸在生后第2～3天出现,而Rh溶血病一般在24小时内出现并迅速加重。血清胆红素以未结合胆红素升高为主,如溶血严重可造成胆汁淤积,结合胆红素升高。

(2)贫血:程度不一,重症Rh溶血病患儿生后即可有严重贫血或伴心力衰竭。如患儿抗体持续存在,贫血可持续至生后3～6周。

(3)肝脾大:Rh溶血病患儿多有不同程度的肝脾增大,ABO溶血病很少发生。

(4)并发症:严重者可出现胆红素脑病。

3.实验室检查

(1)血型及血常规检查:母、子血型不合;患儿红细胞数和血红蛋白明显降低。

(2)改良直接抗人球蛋白试验:即改良Coombs试验,测定患儿红细胞上结合的血型抗体,为确诊试验。

(3)抗体释放试验:测定患儿红细胞上结合的血型抗体,也为确诊试验。

(4)游离抗体试验:测定患儿血清中来自母体的血型抗体。用于估计是否继续溶血和换血效果,但不是确诊试验。

4.诊断

既往有不明原因的死胎、流产、新生儿有重度黄疸和贫血的孕妇及其丈夫均应进行ABO和Rh血型检查进行产前诊断;生后诊断可根据母子血型不合,新生儿早期出现黄疸,改良Coombs或抗体释放试验阳性即可确诊。

5.治疗

(1)产前治疗。进行血浆置换、宫内输血等方法治疗,孕妇于预产期前1～2周口服苯巴比妥。

(2)新生儿治疗。①光照疗法:未结合胆红素在光的作用下,转变成水溶性异构体,经胆汁和尿液排出。一般选用波长425～475nm的蓝光,日光灯或太阳光也有一定疗效。使用蓝光治疗光疗箱以单面光160W、双面光320W为宜,双面光优于单面光;上、下灯管距床面距离分别为40cm和20cm;光照时,婴儿双眼用黑色眼罩保护,以免损伤视网膜,除会阴、肛门部用尿布遮盖外,其余均裸露,持续照射时间以不超过 3 天为宜。光疗可出现发热、腹泻和皮疹等副作用,但多不严重,可继续光疗,光疗时皮肤呈青铜色即青铜症,此时应停止光疗,青铜症可自行消退。此外,光疗时应适当补充水分及钙剂。②药物治疗:为减少胆红素脑病的发生,输血浆每次 10~20mL/kg 或白蛋白每次 1g/kg。使用肝酶诱导剂苯巴比妥每日 5mg/kg,也可加用尼可刹米每日 100mg/kg,分 2~3 次口服,共 4~5 日。纠正代谢性酸中毒,应用 5% 碳酸氢钠提高血 pH 值,以利于未结合胆红素与白蛋白联结。③换血疗法:选择合适血型,一般选用脐静脉或其他较大静脉进行换血,换血量为患儿血量的 2 倍(150~180mL/kg),目的是换出部分血中游离抗体、致敏红细胞和胆红素,纠正贫血。

(二)新生儿肝炎综合征

多由病毒引起的以皮肤黄染、粪便颜色变浅和肝大为临床特征的慢性感染性疾病。起病隐匿,重者可发展成肝硬化、肝功能衰竭而死亡。

1.病因

多数为胎儿宫内感染或分娩时感染引起,常见有乙型肝炎病毒、巨细胞病毒、风疹病毒、单纯疱疹病毒、肠道病毒及 EB 病毒等。

2.临床表现

胎儿早期感染可致多发性畸形、死胎及流产,妊娠后期及新生儿期感染,其黄疸常发生在生后数天或 3~4 周,逐渐加重,可伴有呕吐、厌食或体重不增,粪便可由黄色转变为灰白色,尿色变深,肝大、肝功能损害。

3.实验室检查

肝功能检查:丙氨酸氨基转移酶(ALT)、直接和未结合胆红素均升高。甲胎蛋白测定为阳性。病原学检查可确定病原。

4.治疗

包括营养、保肝、短期激素疗法及根据病原学检查选择敏感药物治疗等。

(三)新生儿胆管闭锁

新生儿胆管闭锁是新生儿期阻塞性黄疸的常见原因。

1.病因

病因尚不明确,多数因在宫内病毒感染导致生后进行性胆管炎、胆管纤维化和胆管闭锁。

2.临床表现

出生时多数正常,一般于生后 1~3 周或更晚出现黄疸,呈进行性加重;粪便逐渐变为白色,尿色如茶;肝脏进行性肿大伴肝功能损害,逐渐发展为肝硬化。

3.治疗

强调早发现、早手术,提高成活率。

第四节 新生儿败血症

新生儿败血症是指病原体侵入新生儿血液循环,并在其中生长、繁殖、产生毒素而造成的全身性感染性疾病,其发病率占活产儿的 1％～10％,病死率为13％～50％。

一、病因和发病机制

1.病原菌

在我国以葡萄球菌最多见,其次为大肠杆菌等革兰阴性杆菌。近年来随着NICU 的发展,静脉留置针、气管插管和广谱抗生素的广泛应用以及极低出生体重儿存活率明显提高,表皮葡萄球菌、绿脓杆菌、克雷白杆菌、肠杆菌等机会致病菌、产气荚膜梭菌、厌氧菌以及耐药菌株所致的感染有增加趋势。空肠弯曲菌、幽门螺杆菌等已成为新的致病菌。

2.解剖生理特点

非特异性免疫功能和特异性免疫功能均差,如新生儿皮肤黏膜柔嫩易损伤,屏障功能差;脐残端未完全闭合,离血管近,细菌易进入血液;呼吸道纤毛运动差;胃液酸度低,胆酸少,杀菌力弱,肠黏膜通透性高;血脑屏障功能不全均有利于细菌侵入血循环。新生儿体内 IgG 含量低,尤其早产儿含量更低易感染;IgM 和 IgA 分子量较大,不能通过胎盘等。

3.感染途径

①出生前感染:孕母有感染时,致病菌可通过血行感染胎儿。②出生时感染:分娩时,因胎膜早破、产程延长,细菌上行污染羊水,胎儿吞下或吸入羊水后感染;助产过程消毒不严引起感染。此型感染发病较早,多在生后 3 天内,多为革兰阴性杆菌感染。③出生后感染:主要的感染途径,细菌经脐部、皮肤、黏膜、呼吸道或消化道等侵入血液,尤以脐部多见。此型发病多较晚,多为革兰阳性球菌。

二、临床表现

新生儿败血症缺乏特异性表现。根据发病时间分早发型和晚发型。

（一）分型及特点

1.早发型

生后 7 天内起病；感染发生在出生前或出生时，多为母亲垂直传播引起，病原菌以大肠杆菌等革兰阴性杆菌为主；常呈暴发性多器官受累，病死率高。

2.晚发型

出生 7 天后起病；感染发生在出生时或出生后，由水平传播引起，病原菌以葡萄球菌、机会致病菌为主；常有脐炎、肺炎或脑膜炎等感染，病死率较早发型低。

（二）共同表现

1.一般表现

早期症状、体征常不典型，可出现反应差、嗜睡、发热或体温不升、不吃、不哭、体重不增等症状。

2.提示败血症可能的表现

①黄疸：有时是败血症的唯一表现，表现为黄疸迅速加重、消退延迟或退而复现。②肝脾大：出现较晚，一般为轻至中度肿大。③出血倾向：皮肤黏膜瘀点、瘀斑，严重者消化道出血、肺出血等。④休克：面色苍灰，皮肤呈大理石样花纹，血压下降，尿少或无尿，硬肿症出现常提示预后不良。⑤其他：如胃肠功能紊乱、中毒性肠麻痹、呼吸暂停及发绀。

3.并发症

可合并肺炎、脑膜炎、坏死性小肠结肠炎、化脓性关节炎和骨髓炎等。

三、实验室检查

1.周围血象

白细胞总数升高 $>20\times10^9$/L 或降低 $<5\times10^9$/L，中性粒细胞中杆状核细胞所占比例 ≥0.20，出现中毒颗粒或空泡，血小板计数 $<100\times10^9$/L 有诊断价值。

2.病原学检查

包括直接涂片检菌、血培养、局部感染灶分泌物培养、脑脊液培养等。阳性结果有助于诊断，阴性结果也不能排除败血症。

3.急相蛋白

C反应蛋白、触珠蛋白、α-酸性糖蛋白等在感染初期可增加,感染控制后迅速下降。

四、诊断

新生儿败血症临床表现常不典型,症状无特异性,根据病史中有高危因素、临床症状体征、周围血象改变、C反应蛋白增高等可考虑本病发生。病原菌或病原菌抗原的检出是本病的确诊依据。

五、治疗

1.抗生素治疗

①早期用药:对于临床上高度怀疑败血症的新生儿,不必等待血培养结果即应使用抗生素。②静脉、联合用药:病原菌未明确前可结合当地菌种流行病学特点和耐药菌株情况选择两种抗生素联合使用;病原菌明确后可根据药敏试验选择用药;药敏不敏感但临床有效者可暂不换药。③足疗程:经抗生素治疗后病情好转,血培养为阴性应继续治疗5~7天;血培养阳性,疗程至少需10~14天;有并发症者应治疗3周以上。④注意药物毒副作用:1周以内的新生儿,尤其是早产儿肝肾功能未发育完善,给药次数宜减少,给药间隔时间宜延长。氨基糖苷类抗生素因可致肾毒性和耳毒性目前已不主张在新生儿期内使用。

2.处理严重并发症

①休克时输新鲜血浆或全血,每次10mL/kg;应用多巴胺或多巴酚丁胺,每分钟5~20μg/kg。②纠正酸中毒和低氧血症。③减轻脑水肿。

3.支持、对症治疗

注意保温,供给足够能量和液体,维持血糖和血电解质在正常水平。

4.清除感染灶

及时处理脐、皮肤、黏膜和其他部位的感染灶。

5.免疫疗法

①静注免疫球蛋白,每日300~500mg/kg,连用3~5天。②重症患儿可行换血疗法,换血量100~150mL/kg。③中性粒细胞明显减少者可输粒细胞1×10^9/kg。④血小板减低者输血小板0.2~0.4U/kg。

六、预防

　　加强孕期保健,防治孕妇感染;严格无菌操作,提高助产技术,如有相关病史可于产后应用抗生素;加强新生儿护理,防止脐炎发生。

第二章　营养障碍性疾病

第一节　小儿肥胖症

小儿肥胖症是由于小儿长期能量摄入超过消耗,导致体内脂肪过度积聚,体重超过一定范围的一种慢性营养障碍性疾病。体重超过同性别、同身高正常小儿体重均值的 20％即称为肥胖。小儿肥胖症的发生率在我国呈逐渐增多的趋势,目前为 5％～8％,大多为单纯性肥胖。肥胖症可发生在任何年龄,多见于婴儿期、5～6岁及青春期。

一、临床表现

患儿食欲旺盛且喜食高脂肪、高能量食物。明显肥胖患儿常有疲劳感,用力时气短或腿痛。严重肥胖小儿由于胸廓及膈肌活动受限,使肺泡换气量不足,呼吸浅快,导致低氧血症、红细胞增多、心脏扩大及充血性心力衰竭,称为肥胖—换气不良综合征。

体格检查可见患儿皮下脂肪多而均匀分布,尤以面颊、肩部及腹部为甚。严重肥胖者可因腹部、臀部及大腿处皮下脂肪过多而使皮肤出现皮纹。女孩胸部丰满,可触及乳腺硬结;男孩因阴茎隐匿在阴阜脂肪垫中而易被误诊为阴茎发育不良。

二、诊断及鉴别诊断

WHO 推荐的方法是身高/体重法,如体重超过同性别、同身高参照人群均值的 20％以上可诊断为肥胖症。超过均值 20％～29％为轻度肥胖,超过均值 30％～49％为中度肥胖,超过均值 50％为重度肥胖。体重指数是诊断肥胖症的另一个指标,是指体重与身高的平方之比（kg/m^2）,当体重指数超过 28 或超过同年龄、同性别的第 95 百分位数可诊断为肥胖症。确诊时应与遗传性疾病、内分泌疾病引起的继发性肥胖相鉴别,如 Prader-Willi 综合征、肾上腺皮质增生症、肥胖性生殖无能症等。

三、治疗

肥胖症的治疗原则是控制饮食、增加活动及消除心理障碍。其中,控制饮食和增加活动是最重要的两项治疗措施。

　　1.控制饮食

在满足小儿基础营养及生长发育的前提下,限制患儿每日热能的摄入。多选择高蛋白、低脂肪、低糖类的食物,鼓励患儿多食用体积大、饱腹感明显而热能低的蔬菜类食物,如青菜、萝卜、黄瓜、番茄等,同时加适量的豆制品、瘦肉、鱼及蛋等。

　　2.增加运动

是减轻肥胖患儿体重的重要措施之一。鼓励患儿选择喜欢、有效且易于坚持的运动,如晨跑、散步、游泳等,每日坚持运动 1 小时左右,运动量以运动后轻松愉快、不感到疲劳为宜。这项措施必须循序渐进、持之以恒。

　　3.心理护理

引导患儿正确认识自身形体的改变,解除其精神负担,消除自卑心理,帮助患儿树立信心,自觉接受和坚持治疗。

第二节　维生素 D 缺乏性佝偻病

维生素 D 缺乏性佝偻病是由于维生素 D 的缺乏,导致钙磷代谢异常,甲状旁腺反应增强,引起骨样组织钙化不良,骨骼生长发育障碍,严重者可致骨骼畸形。本病是儿科常见病,多发病,被卫生部列为小儿重点防治的"四病"之一。婴幼儿,尤其是婴儿,由于生长发育迅速,户外活动少,是发生维生素 D 缺乏性佝偻病的高危人群。冬春季发病较多,北方患病率高于南方。

一、维生素 D 的概述

　　1.来源

①内源性维生素 D:皮肤中的 7-脱氢胆固醇在紫外线的光化学作用下转变成

胆固化醇(维生素 D_3),是人类维生素 D 的主要来源。②外源性维生素 D:维生素 D_3 和 D_2 ,主要从食物中摄取,如鱼肝油、蛋黄及植物中。③胎儿可通过胎盘从母体获得维生素 D(25-OH-D_3)。

2.活化

维生素 D 并没有生物活性,必须在肝脏 25-羟化酶的作用下转变成25-OH-D_3 ,再在近端肾脏 1-羟化酶的作用下再次羟化转变成具有很强生物活性的 $1,25$-$(OH)_2$-D_3 。

3.生理功能

①促进肠道对钙磷的吸收。②促进肾小管对钙磷的重吸收,特别是对磷的重吸收,可提高血磷浓度,有利于骨骼的钙化。③促进骨的发育(成骨细胞的增殖和破骨细胞的分化)。

二、病因及发病机制

(一)病因

1.围生期维生素 D 不足

胎儿可从母体获得维生素 D,获得维生素 D 量的多少与母亲体内维生素 D 的水平及胎龄有关。母亲患有严重营养不良、肝肾疾病、慢性腹泻,或早产、双胎均可导致婴儿体内维生素 D 储存不足。

2.日光照射不足

日光照射不足是婴幼儿维生素 D 缺乏性佝偻病的最主要原因。如婴幼儿户外活动少,玻璃有阻挡紫外线的作用,可影响内源性维生素 D 的生成。大城市由于高大建筑物较多阻挡日光照射,大气污染可吸收部分紫外线。

3.摄入不足

食物中的维生素 D 含量少,母乳喂养的小儿因母乳中钙磷比例适宜,发生佝偻病的概率明显小于人工喂养小儿。

4.生长发育速度快

婴幼儿,特别是早产、双胎的小儿,生长发育的速度快,对维生素 D 的需要量相对较多。

5.疾病的影响

胃肠道及肝胆疾病影响维生素 D 的吸收,肝肾疾病影响维生素 D 的代谢。

6.药物的影响

长期服用苯巴比妥钠、苯妥英钠等。

（二）发病机制

维生素 D 缺乏性佝偻病实际上是机体为维持血钙水平而造成对骨骼的损害。由于维生素 D 的缺乏,肠道对钙磷的吸收减少,使血钙、血磷降低,此时甲状旁腺反应增强,释放出较多的甲状旁腺素（PTH）,甲状旁腺素一方面刺激肾脏合成 $1,25-(OH)_2-D_3$ 增加,另一方面,使旧骨中的钙释放到血液中,使血钙维持在正常水平,但尿磷排出增加,钙磷乘积降低,引起神经精神症状;由于维生素 D 的缺乏,体内生成的 $1,25-(OH)_2-D_3$ 减少,导致成骨障碍,骨样组织钙化不良（堆积）;由于旧骨脱钙,导致骨质疏松。

三、临床表现

神经精神症状出现较早,接着出现骨骼的改变,肌肉松弛,严重可致生长发育迟缓,免疫力低下等。临床上分期如下。

（一）活动早期

1.神经精神症状

易激惹、烦躁、夜惊、易惊、多汗、枕秃（多在 3 个月左右发病）。以上表现并非佝偻病的特异症状,只能作为临床早期诊断的参考依据。

2.骨骼改变不明显

3.血生化检查

血钙正常或稍低,血磷降低,碱性磷酸酶正常或稍高,血清 $1,25-(OH)_2-D_3$ 下降,甲状旁腺素（PTH）升高。

（二）活动期

1.神经精神症状更明显,常为患儿就诊的主要原因。

2.出现典型的骨骼改变

（1）头部改变。①颅骨软化:在 3～6 个月出现。②方颅:由于额骨和顶骨的骨样组织堆积、增厚,可表现为方颅（从上往下看）,在 7～8 个月出现。③出牙延迟:12 个月以上尚未出牙。④囟门晚闭:超过 18 个月前囟尚未闭合。

（2）胸部改变。①肋骨串珠:由于骨样组织堆积在肋骨与肋软骨交接处,可见从上到下排列成串珠样的半球形突起。多见于第 4 肋骨以下,以第 7 至第 10 肋骨明显。向内隆起部分较大,严重者可致局部肺不张。②鸡胸、漏斗胸:胸骨邻近的肋骨骺部内陷,使胸骨向外突起,状似鸡胸;如胸骨剑突部向内凹陷,则形成漏斗胸。③肋膈沟:由于膈肌附着处的肋骨软化,吸气时牵拉内陷成一条横的浅沟称为肋膈沟或郝氏沟。

(3)四肢畸形。①手镯、脚镯:骨样组织堆积在手腕、足踝部,形成环状隆起,触之似手镯、脚镯。多见于 6 个月以上小儿。②"O"形腿或"X"形腿:由于下肢长骨(股骨、胫骨、腓骨)骨质软化,站立、行走时重力压迫变形所致,多见于 1 岁以上患儿。

(4)其他改变。患儿会坐与站立后,由于韧带松弛、骨质疏松,可导致脊柱后突或侧弯、骨盆形成三角骨盆或扁平骨盆(可致女婴成年后难产)。

3.全身肌肉、韧带松弛

患儿表现为坐、立、行晚,可出现蛙状腹、脐疝及肝脾下垂等。

4.血生化检查

血钙降低,血磷明显降低,碱性磷酸酶明显升高,钙磷乘积明显降低,血清 1,25-$(OH)_2$-D_3 下降,PTH 升高。

(三)恢复期

以上各期经治疗后,首先神经精神症状好转,血钙、磷逐渐恢复正常,治疗 2～3 周后 X 线改变有改善(临时钙化带重新出现),1～2 月后碱性磷酸酶恢复正常。

(四)后遗症期

多见于 2 岁以上的小儿,除遗留不同程度的骨骼畸形外,其余均正常。

四、诊断及鉴别诊断

(一)诊断

早期诊断,及早治疗,避免发生骨骼畸形。诊断应根据病史(日光照射不足、早产、双胎等)、临床表现(神经精神症状、骨骼改变)、血生化及骨骼 X 线检查等资料进行综合分析,才能正确诊断。避免单纯依据神经精神症状做出诊断,因上述症状缺乏特异性。血清 25-(OH)-D_3 水平是最可靠的诊断依据。无条件做该项检查时,可根据血生化与骨骼 X 线检查来进行诊断。

(二)鉴别诊断

1.与其他原因所致佝偻病的鉴别

(1)低血磷抗维生素 D 佝偻病:对用一般剂量维生素 D 治疗佝偻病无效时应与本病鉴别。本病多为性连锁遗传,也可为常染色体显性或隐性遗传。是因肾小管重吸收磷及肠道吸收磷的原发性缺陷所致；症状多出现在 1 岁以后，2～3 岁仍有活动性佝偻病的表现；血钙正常、血磷降低、尿磷增加。

（2）远端肾小管性酸中毒：本病是因远曲小管分泌氢不足，致使尿中丢失大量钠、钾、钙，此时，甲状旁腺反应增强，骨质脱钙，出现佝偻病体征。不同点是本病除有佝偻病体征外，还有代谢性酸中毒、低钾血症的表现。

（3）维生素 D 依赖性佝偻病：本病为常染色体隐性遗传。可分两型：Ⅰ 型为肾脏 1-羟化酶缺陷，Ⅱ 型为靶器官对 $1,25-(OH)_2D_3$ 受体缺陷。两型临床都有严重的佝偻病体征，不同之处是 Ⅰ 型患儿可有高尿酸血症，Ⅱ 型患儿有脱发的重要特征。

（4）肾性佝偻病：本病是由于先天或后天原因导致慢性肾功能障碍，钙磷代谢异常，血钙低、血磷高，甲状旁腺功能亢进，骨质脱钙，出现佝偻病体征。不同之处是佝偻病体征多于幼儿后期逐渐明显，形成侏儒状态。

（5）肝性佝偻病：急性肝炎、先天性肝外胆管缺乏或其他肝脏疾病时，血中 $25-(OH)-D_3$ 明显降低，出现佝偻病的体征和低钙血症的表现。

2.软骨营养不良

本病为遗传性软骨发育障碍，出生时即可见特殊的体态（头大、四肢短、前额突出、腰椎前突、臀部后突）。可依据特殊体态及骨骼 X 线做出诊断。

3.脑积水

出生后数月起病者，头围和前囟进行性增大，前囟饱满紧张隆起，骨缝分离，颅骨叩诊有破壶音，严重时两眼呈"落日状"。头颅 B 超或 CT 检查可诊断。

五、治疗

治疗的目的在于控制活动期，防止骨骼畸形。

1.一般疗法

治疗期间应增加日光照射时间，每日户外活动时间不少于 2 小时。加强营养，及时添加含钙、磷及维生素 D 丰富的食物，如母乳、肝、蛋黄及薯类食物等。加强护理，尽量少站立和行走，避免下肢骨骼畸形和病理性骨折的发生。

2.维生素 D 疗法

一般采用口服法，每日 50～100μg（2 000～4 000U）或 $1,25-(OH)_2D_3$ 0.5～2.0μg，1 个月后改为预防剂量（即恢复期用量 400U/d）。大剂量的维生素 D 治疗即突击疗法，既不能缩短病程，且有中毒的危险，因此，大剂量维生素 D 治疗仅用于重症佝偻病有并发症或无法口服者，用维生素 D_3 注射液 30 万 U，仅注射 1 次，3 个月后改为预防量（400U/d）。普通疗法治疗 1 个月后复查，症状改善进入恢复期改为预防量。

3.钙剂治疗

维生素 D 治疗同时服用钙剂，突击疗法前 3 日服用钙剂，常用的钙剂有：葡萄糖酸钙、活性钙等，剂量为每日 1～3g。

4.手术治疗

严重畸形患儿可给予手术矫形治疗。

六、预防

1.加强孕期保健

孕妇应多到户外活动，增加内源性维生素 D 的生成。多食富含钙、磷及维生素 D 的食物。妊娠后期适量补充维生素 D（预防量），可使胎儿从母体获得充足的维生素 D，增加储存量，满足生后一段时间生长发育的需要。

2.婴幼儿期的预防

婴幼儿期预防本病的关键是日光照射和适量维生素 D 的补充。宣传母乳喂养，及时添加富含维生素 D 的辅食；强调多晒太阳，保证小儿每日户外活动时间 2 小时以上，夏天宜在上午 10 点以前及下午 4 点以后进行，其他季节在中午前后。

3.预防用药

足月儿生后 2 周开始补充维生素 D 400U/d；早产、双胎、低出生体重儿生后 2 周开始补充维生素 D 800U/d，3 个月后改为预防量 400U/d。

第三节　维生素 D 缺乏性手足搐搦症

维生素 D 缺乏性手足搐搦症又叫佝偻病性手足搐搦症或佝偻病性低钙惊厥，是由于维生素 D 缺乏，而此时甲状旁腺反应低下，血钙进一步降低，使神经肌肉兴奋性增高，出现手足搐搦、惊厥或喉痉挛。多见于 6 个月以内小婴儿。目前我国因普遍开展佝偻病的预防工作，本病已较少发生。

一、病因及发病机制

由于维生素 D 的缺乏,肠道对钙磷的吸收减少,血钙、血磷降低,此时甲状旁腺反应低下,不能调节血钙,血钙进一步降低,当血清总钙<1.75～1.88mmol/L,离子钙<1mmol/L 时,即出现神经肌肉兴奋性增高的表现。

二、临床表现

主要表现为手足搐搦、惊厥或喉痉挛,并有不同程度的佝偻病活动期的表现。

1.典型发作

此类型血清总钙多低于 1.75mmol/L。

(1)惊厥发作。①多见于 1 岁以内小儿。②发作时四肢抽动,两眼上翻,面肌颤动,意识不清。③发作次数可多可少,可数日一次或一日数次,甚至一日发作十几次或几十次。④发作时间可长可短,短至数秒钟,长至数分钟以上,发作时间长者可出现口周发绀。⑤发作停止,意识恢复,但精神萎靡而入睡,醒后活泼如常。⑥一般不发热。

(2)手足搐搦。①多见于较大婴儿、幼儿。②发作时手搐搦的表现是:腕部屈曲,四指并拢伸直,拇指内收掌心,俗称"助产士手"。足搐搦的表现是:踝关节伸直,足趾弯曲向下,俗称"芭蕾舞足"。

(3)喉痉挛。①多见于 6 月以内小儿。②发作时喉部肌肉和声门突发痉挛,呼吸困难。③有窒息的危险,甚至可因严重缺氧而导致死亡。

2.隐匿型

血清总钙多在 1.75～1.88mmol/L,一般没有典型发作,但可有以下隐性体征:①面神经征:用叩诊锤或手指叩击患儿口角与颧弓之间的面颊部,引起口角和眼角的抽动即为阳性。②陶氏征:用血压计袖带绑在上臂处,打气使血压维持在收缩压和舒张压之间,5 分钟内出现手搐搦即为阳性。③腓反射:用叩诊锤叩击腓骨小头外侧处,引起足搐搦即为阳性。

三、诊断及鉴别诊断

婴幼儿突发无热惊厥,反复发作,且发作后意识清醒无神经系统体征,同时有

佝偻病存在,血清总钙低于 1.75mmol/L,离子钙低于 1.0mmol/L,首先考虑本病,但应与下列疾病鉴别:

1.低血糖症

常发生于清晨空腹时,有进食不足或腹泻病史,严重病例惊厥后转入昏迷,血糖常低于 2.2mmol/L,一般口服或静脉注射葡萄糖液后可立即恢复。

2.低镁血症

常见于新生儿或小婴儿,常有触觉、听觉过敏,肌肉震颤,甚至惊厥、手足搐搦,血镁常低于 0.58mmol/L。

3.婴儿痉挛症

为癫痫的一种表现。1 岁以内起病,突然发作,头、躯干、上肢均屈曲,下肢弯曲至腹部,呈点头弯腰状抽搐伴意识障碍,发作数秒至数十秒自停;伴智能异常,脑电图有特征性的高尖棘波出现。

4.原发性甲状腺功能减退

表现为间歇性惊厥或手足搐搦,间隔几天或数周发作 1 次,血磷升至 3.2mmol/L 以上,血钙降至 1.75mmol/L 以下,碱性磷酸酶正常或稍低,颅骨 X 线可见基底核钙化灶。

5.中枢神经系统感染

脑炎、脑膜炎等常伴有发热和感染中毒症状,有颅内压增高体征及脑脊液改变。

6.急性喉炎

多伴有上呼吸道感染症状,声音嘶哑伴犬吠样咳嗽,血钙正常,钙剂治疗无效。

四、治疗

1.急救处理

(1)迅速控制惊厥或喉痉挛:首选地西泮,每次 0.1~0.3mg/kg,缓慢静脉注射,或用苯巴比妥钠,负荷量为 15~20mg/kg,缓慢静脉注射,也可用 10% 水合氯醛,每次 0.5mL/kg 保留灌肠。

(2)保持呼吸道通畅,避免窒息:患儿取仰头举颏位,及时清除呼吸道分泌物,避免窒息。喉痉挛发作时,应立即将患儿的舌体拉出口外,用牙垫置于上下磨牙之间,避免舌咬伤,同时保持呼吸道通畅。必要时作气管插管以保证呼吸道通畅。

(3)氧气吸入:惊厥发作时应立即吸氧。

2.钙剂治疗

采用镇静措施后应立即补充钙剂。

(1)静脉注射法:用 10％葡萄糖酸钙 5～10mL 加入 10％葡萄糖溶液 10～20mL 中缓慢静脉注射(10 分钟以上)。重症反复发作患儿,每日可重复 2～3 次,直至发作停止。

静脉注射钙剂的注意事项:①速度要慢,需在 10 分钟以上,如注射过快可使血钙浓度骤然升高,引起心律失常而致心搏骤停。②避免漏出血管导致组织坏死,应选择较大血管,尽量避免使用头皮静脉。若发生漏出,可用 25％硫酸镁局部热敷,严重渗出者,可用普鲁卡因局部封闭。③注射时监听心率,心率小于 80/分钟,立即停止。

(2)口服法:轻症或惊厥控制后可口服钙剂治疗,常用 10％氯化钙,用法是:每次 5～10mL,每 4 日 3 次,用水稀释 3～5 倍,避免刺激胃黏膜。3～5 天后改用葡萄糖酸钙,避免长期服用引起高氯性酸中毒。

3.维生素 D 治疗

急症情况控制,补充 3 天钙剂后(避免惊厥再次发作),按维生素 D 缺乏性佝偻病补充维生素 D。

第三章　消化系统疾病

第一节　口炎

口炎是指口腔黏膜的炎症,若病变局限于舌、齿龈、口角亦可称为舌炎、齿龈炎、口角炎等。本病多见于婴幼儿。可单独发生,亦可继发于急性感染、腹泻、营养不良,维生素 B、C 缺乏症等。常由真菌、病毒、细菌引起。不注意食具及口腔卫生或各种疾病导致机体抵抗力下降等因素均可导致口炎的发生。

一、鹅口疮

鹅口疮,又名雪口病。为白色念珠菌感染所致的口炎,多见于新生儿、营养不良、慢性腹泻、长期使用广谱抗生素或激素导致菌群失调的患儿。新生儿多经产道或使用不洁的奶具感染。

(一)临床表现

口腔黏膜上出现白色乳凝块样物,颊黏膜多见,颇似奶块,不易擦掉,强行拭之,局部黏膜潮红,可有溢血。患儿口腔黏膜较干燥,不红肿、不流涎、不影响吃奶,常无全身症状。但机体抵抗力低下者,病变可蔓延至喉部,并向下波及消化道及呼吸道,甚至导致全身性真菌病。重症患儿可伴烦躁不安,吞咽困难及呼吸困难。诊断多无困难。若诊断有困难时,可取白膜少许,涂片加 10% 氢氧化钠一滴,在显微镜下观察可见真菌的菌丝和孢子。

(二)治疗

用 2% 碳酸氢钠溶液于哺乳前后清洁口腔,局部涂抹 1% 甲紫,或 10 万～20 万 U/mL 制真菌素鱼肝油混悬溶液,每日 2～3 次。应去除诱因,一般不需要静脉或口服抗真菌药物。为纠正肠道菌群失调,抑制真菌生长,可口服肠道微生态制剂。严重全身衰竭者应加强支持治疗。预防的重要措施是加强营养,注意饮食卫生,适

当增加维生素 B_2 和维生素 C。

二、溃疡性口炎

本病亦称急性膜性口炎，主要致病菌有 B 群链球菌、肺炎链球菌、金黄色葡萄球菌等。多见于婴幼儿，常发生于急性感染、长期腹泻等机体抵抗力降低时。口腔不清洁更利于细菌生长而致病。

（一）临床表现

口腔黏膜充血、水肿，继而有大小不等、散在的浅表溃疡，边缘清楚，表面有较厚的纤维素性渗出物形成的灰白色或黄色假膜覆盖，假膜易于剥去，剥离后呈出血性糜烂面，但不久糜烂面又被假膜覆盖，取假膜涂片或培养可发现致病菌。患儿口腔局部疼痛，流涎、拒食、烦躁，常有发热，可达 $39\sim40℃$，重者可因进食过少出现脱水和酸中毒。局部淋巴结肿大。白细胞总数及中性粒细胞增多。

（二）治疗

1.控制感染，加强口腔护理

保持口腔清洁，多饮水。食物以微温或凉的流质、半流质饮食为宜，避免酸性饮料及刺激性食物，禁用刺激性或腐蚀性药物，补充维生素 B_2、C。每天用 $1\%\sim3\%$ 过氧化氢溶液或 0.1% 利凡诺溶液清洁口腔 $1\sim2$ 次。局部可喷洒西瓜霜、锡类散及涂 2.5% 金霉素鱼肝油等，较大儿童可给消毒防腐含片，如克菌定，或含漱液如 $1:5000$ 氯己定（洗必泰）溶液、呋喃西林溶液、0.1% 利凡诺溶液含漱。发热及全身中毒症状明显者应同时口服抗生素。

2.对症处理

疼痛严重者可在餐前用 2% 利多卡因涂抹局部。发热时用退热剂，明显烦躁者可给镇静剂。全身中毒症状严重、抵抗力低下、有脱水酸中毒者应注意全身支持疗法，可予输液、输血等。

三、疱疹性口炎

亦称疱疹性齿龈口炎，为单纯疱疹病毒 I 型感染所致，传染性强，多见于 $1\sim3$ 岁小儿，发病无明显季节差异。常在托幼机构内引起小流行。

（一）临床表现

好发于颊黏膜、齿龈、舌、唇内和口唇黏膜及邻近口周皮肤，但整个口腔均可受累。起病时发热可高达 38~40℃,1~2 天后,在口腔黏膜上出现单个或成簇的小疱疹,直径 2~3mm,疱疹迅速破溃后形成浅溃疡,上面覆盖黄白色纤维素性分泌物,周围绕以红晕,因而小疱疹实际上较少见到。可继发细菌感染,常伴有颌下淋巴结肿大。患儿局部疼痛明显,可出现流涎、拒食、烦躁。本病经 1~2 周自愈,颌下淋巴结肿大可持续 2~3 周。

本病应与疱疹性咽峡炎鉴别,后者由柯萨奇病毒感染引起,疱疹主要分布在咽部和软腭,有时见于舌,但不累及齿龈、颊黏膜。

(二)治疗

本病为自限性疾病,主要为局部处理及对症治疗。局部可涂疱疹净,全身可用抗病毒治疗,除非有继发感染,一般不用抗生素。

第二节 小儿腹泻

小儿腹泻是一组由多病原、多因素引起的以大便次数增多和性状改变为特点的临床综合征,是儿科常见病、多发病。主要临床表现为腹泻和呕吐,严重者可引起脱水和电解质紊乱。发病年龄多在 6 个月至 2 岁,1 岁以内约占半数。一年四季均可发病,但夏秋季发病率最高。近年来本病的发病率已明显降低,但仍是造成小儿营养不良、生长发育障碍的主要原因之一。是我国儿童保健重点防治的"四病"之一。

目前小儿腹泻常用的分类方法包括:①按病因分为感染性和非感染性。②按病程分为急性腹泻(病程<2 周)、迁延性腹泻(病程 2 周至 2 月)和慢性腹泻(病程>2 月)。③按病情分为轻型腹泻(主要为胃肠道症状)和重型腹泻(胃肠道症状加重,有脱水、电解质紊乱及全身中毒症状)。

一、病因及发病机制

(一)病因

1.易患因素

(1)消化系统的特点:婴幼儿消化系统的发育尚未成熟,胃酸和消化酶分泌少,酶活性偏低,不能适应食物量和质的较大变化,而婴幼儿生长发育快,所需营养物质相对较多,胃肠道负担重。

(2)机体防御功能差:血清免疫球蛋白和胃肠道 SIgA 均较低;婴幼儿胃酸偏

低,对进入胃内的细菌杀灭能力较弱。

(3)肠道菌群失调:正常的肠道菌群对入侵的致病微生物有拮抗作用,当改变饮食使肠道内环境发生改变或滥用广谱抗生素时,均可使肠道的正常菌群平衡失调,导致肠道感染。

(4)人工喂养:牛乳中缺乏 SIgA、乳铁蛋白等多种抗肠道感染的免疫活性物质,且人工喂养的食物和食具易受污染,故人工喂养儿患肠道感染的发生率明显高于母乳喂养儿。

2.感染因素

(1)肠道内感染:可由病毒、细菌、真菌或原虫寄生虫等引起,以前两者多见。

①病毒:主要是轮状病毒,常引起秋冬季流行性腹泻。其次是星状病毒、诺沃克病毒、埃可病毒、柯萨奇病毒、腺病毒、环曲病毒等。

②细菌:主要是致腹泻大肠杆菌(即致病性、侵袭性、产毒性、出血性、黏附与集聚性大肠杆菌)。其次是空肠弯曲菌、耶尔森菌、沙门氏菌、难辨梭状芽孢杆菌等。长期大量使用广谱抗生素引起肠道菌群失调可诱发金黄色葡萄球菌、绿脓杆菌等感染。

③真菌:长期应用广谱抗生素和肾上腺糖皮质激素,使机体免疫功能低下,易发生真菌性肠炎。常见的有念珠菌、曲菌、毛真菌,婴儿以白色念珠菌多见。

④寄生虫:常见为蓝氏贾第鞭毛虫、阿米巴原虫和隐孢子虫等。

(2)肠道外感染:患中耳炎、上感、肺炎、肾盂肾炎,皮肤感染及急性传染病时可伴发腹泻。其发生原因为肠道外感染的病原同时感染肠道(主要是病毒),或发热及病原体的毒素作用、抗生素治疗使消化液分泌减少,消化功能紊乱并发腹泻。

3.非感染因素

(1)饮食因素:①喂养不当:是引起轻型腹泻的常见原因,多见于人工喂养儿。喂养过多、过少、不定时、成分不适宜(过早添加淀粉或脂肪类食物)、突然改变食物品种等而引起腹泻。②过敏性腹泻:如对牛奶或大豆等食物过敏而引起腹泻。③原发性或继发性双糖酶(主要为乳糖酶)缺乏或活性降低,肠道对糖的消化吸收不良,乳糖积滞而引起腹泻。

(2)气候因素:气候突变,腹部受凉使肠蠕动增强;天气过热使消化液分泌减少,口渴又使小儿饮水、哺乳增多,稀释消化液并增加消化道负担而致腹泻。

(二)发病机制

1.非感染性腹泻

主要因喂养不当(进食过多或成分不合理)所致的消化功能紊乱引起。当食物消化吸收发生障碍时,食物积滞于小肠上部,使肠内酸度减低,肠道下部细菌上移和繁殖,食物产生发酵和腐败,即所谓的内源性感染。食物酵解产生的短链有机酸使肠内渗透压增高,腐败性毒性产物(如胺类等)刺激肠壁,使肠蠕动增加,引起腹泻。

2.感染性腹泻

(1)细菌性肠炎:细菌随被污染的食物或水进入消化道,当机体防御功能下降时,侵入的细菌可产生肠毒素及细菌侵袭肠黏膜,如产毒性细菌能分泌耐热或不耐热肠毒素,分别与小肠黏膜上皮细胞膜上的受体结合,不耐热肠毒素激活腺苷酸环化酶,使 ATP 转变为 cAMP(环磷酸腺苷),耐热肠毒素激活鸟苷酸环化酶,使 GTP 转变为 cGMP(环磷酸鸟苷),二者都引起肠腺分泌 Cl^- 增多,并抑制肠道 Na^+、Cl^- 和水的再吸收导致分泌性腹泻。侵袭性细菌(大肠杆菌、耶尔森菌、金黄色葡萄球菌等)可侵入肠黏膜组织,引起充血、水肿、渗出、炎性细胞浸润和溃疡等病变。

(2)病毒性肠炎:病毒先侵犯小肠黏膜上皮细胞,使细胞产生空泡变性、坏死、脱落。肠绒毛肿胀、变短和不规则。消化吸收功能减弱,水和电解质吸收减少。同时有病变的肠黏膜细胞发生双糖酶分泌不足且活性降低,使食物中糖类消化不全,乳酸吸收不良,增加肠内渗透压,更加重了腹泻。

二、临床表现

(一)急性腹泻

1.腹泻的共同临床表现

(1)轻型:多为非感染因素(饮食、气候)或肠外感染所致。主要是胃肠道症状,大便次数增多,但每次大便量不多,稀薄或带水,呈黄色或绿色,有酸味,常见白色或黄白色奶瓣和泡沫;食欲减退,偶有溢乳或呕吐。无脱水及全身中毒症状,体温大多正常,偶有低热。如治疗及时,多在数日内痊愈。若处理不当可转为重型。

(2)重型:多由肠内感染所致,常急性起病。除有较重的胃肠道症状外,还有明显水、电解质和酸碱平衡紊乱及全身中毒症状。

①胃肠道症状重:腹泻频繁,每日多在 10 次以上,多者可达数十次。每次大便量多,水样或蛋花汤样,可带黏液,少数患儿可有少量血便。常有呕吐,呕出食物残渣或黄绿色液体,严重者可吐出咖啡色样液体。多有食欲减退、拒食、腹胀。由于频繁大便刺激,肛周皮肤可发红或糜烂。

②全身中毒症状较明显：常有发热、体温可高达 39℃ 以上。可伴烦躁不安或精神萎靡、嗜睡、昏迷或惊厥。

③水、电解质和酸碱平衡紊乱

脱水：由于腹泻、呕吐等丢失体液和摄入量减少，使体液总量尤其是细胞外液量减少所致。临床根据丢失体液的多少可把脱水分为轻度、中度、重度。

临床上根据水与电解质丢失的比例不同，将脱水分为等渗性、低渗性和高渗性脱水。

代谢性酸中毒：由于氢离子增加或碳酸氢根离子丢失所致。急性重型腹泻都有不同程度代谢性酸中毒，往往脱水越重，代谢性酸中毒也越严重。①病因：因腹泻从大便中丢失大量碱性物质；进食少和肠吸收不良，体内脂肪分解增加，酮体生成增多；脱水时血液浓缩，循环不良，组织缺氧，乳酸产生增多；脱水时血容量减少，肾血流量减少，尿量减少，酸性代谢产物从尿中排出减少。②临床表现：根据血 CO_2 结合力测定分为轻度、中度及重度酸中毒。

新生儿及小婴儿呼吸代偿功能较差，代谢性酸中毒时呼吸深快改变不明显，往往仅有精神萎靡、拒食和面色苍白等。应注意年龄特点。

低钾血症：血清钾低于 3.5mmol/L 称为低钾血症。①病因：因腹泻、呕吐丢失钾过多；进食少，钾摄入量不足；肾脏保钾功能差，在低钾时，只要有尿，仍有一定量的钾排出。小儿腹泻时常有体内缺钾，但在脱水未纠正前，由于血液浓缩，酸中毒时钾向细胞外转移，尿少使钾排出量减少等原因，虽然体内钾总量减少，但血清钾多数正常。随着输液纠正脱水过程中血钾被稀释；输入的葡萄糖合成糖原，一部分钾又被固定在细胞内；酸中毒纠正后钾向细胞内转移；尿量增加使钾的排出增多。故常在脱水、酸中毒纠正后，血钾降低而出现低钾症状。②临床表现：神经肌肉兴奋性减低的表现，如精神萎靡，四肢无力，肌张力低下，腱反射消失，严重者表现为瘫痪；胃肠道的表现，如腹胀，肠鸣音减弱，严重肠麻痹可致肠梗阻；心肌兴奋性降低的表现，如心率增快、心音低钝、心律不齐，严重者心脏扩大、心力衰竭；心电图改变：T 波低平，ST 段下移，Q-T 间期延长，出现 U 波。

低钙血症：腹泻患儿进食少，吸收不良，从大便中丢失钙，可使体内钙减少，但一般多不严重。多见于佝偻病、营养不良、迁延性及慢性腹泻患儿，在酸中毒被纠正后，血清钙下降而出现手足搐搦或惊厥等低钙的表现。

低镁血症：血清镁低于 0.75mmol/L。极少数慢性腹泻合并营养不良患儿，其脱水酸中毒、低钾血症、低钙血症被纠正后或低钙血症同时出现低镁血症。表现为烦躁、震颤、惊厥。

　　2.几种常见类型肠炎的临床特点

　　(1)轮状病毒肠炎:轮状病毒是秋冬季小儿腹泻最常见病原,亦称秋季腹泻。呈散发或小流行。本病多见于6～24个月的婴幼儿,潜伏期24～72小时。起病急,常伴有发热,少数体温可达39℃以上,出现流涕、咽部充血等上呼吸道感染征象。患儿病初即发生呕吐,且常先吐后泻。腹泻呈水样便,量多、次数多,可带少量黏液,无腥臭味,常并发脱水、酸中毒及电解质紊乱。大便镜检偶有少量白细胞。本病为自限性疾病,自然病程3～8天,不喂乳类的患儿恢复更快。有免疫缺陷的患儿病程可延长,营养不良小儿感染轮状病毒时病情特别严重。感染后1～3天大便中即有大量病毒排出,最长可达6天。血清抗体一般在感染后3周上升。

　　(2)致病性大肠杆菌肠炎:多发生在高温季节,以5～8月份为多,潜伏期约为1～2天,起病较缓,大便次数增多,量中等,呈黄绿色蛋花汤样,有腥臭味和较多黏液,镜检有少量白细胞。常伴呕吐,严重者可伴发热,出现水和电解质紊乱。病程1～2周。

　　(3)产毒性大肠杆菌肠炎:潜伏期约为1～2天,起病多较急,病情轻重不一。轻症大便稍增多,重症腹泻频繁,大便量多,呈蛋花样或水样,混有黏液,镜检未见白细胞。多有呕吐,可发生脱水、电解质紊乱和酸中毒。病程一般为5～10天。

　　(4)侵袭性细菌性肠炎:包括侵袭性大肠杆菌肠炎、耶尔森菌小肠结肠炎、空肠弯曲杆菌肠炎和鼠伤寒沙门菌小肠结肠炎等。病原菌不同,流行病学特点也不同,例如侵袭性大肠杆菌肠炎、空肠弯曲菌肠炎和鼠伤寒沙门菌小肠结肠炎多发生在夏季,而耶尔森菌小肠炎多发生在秋冬季;潜伏期长短不一,侵袭性大肠杆菌肠炎(13～18小时)和鼠伤寒沙门菌小肠结肠炎(8～48小时)潜伏期较短,而空肠弯曲杆菌肠炎(2～7天)和耶尔森菌小肠炎(1～3周)潜伏期较长。然而,因其相似的发病机制,临床征象却都与细菌性痢疾相似。起病急,高热甚至可以发生高热惊厥。腹泻频繁,大便呈黏液状,带脓血,有腥臭味。常伴恶心、呕吐、腹痛和里急后重,可出现严重的中毒症状,如高热、意识改变,甚至感染性休克。大便镜检有大量白细胞及数量不等的红细胞。单从临床表现上难以鉴别,必须依靠大便培养。其中空肠弯曲菌常侵犯空肠和回肠,且有脓血便,腹痛甚剧烈,易误诊为阑尾炎。

　　(5)抗生素诱发的肠炎:长期应用广谱抗生素使肠道菌群失调,肠道内耐药的金黄色葡萄球菌、绿脓杆菌、变形杆菌、某些梭状芽孢杆菌和白色念珠菌等大量繁殖引起肠炎。发病多在持续用药2～3周后,亦有短至数日者。体质较弱、严重的原发病、长期应用肾上腺皮质激素、免疫功能低下者更易发病。婴幼儿病情多较重。

①金黄色葡萄球菌肠炎：原发性者少见，多继发于使用大量抗生素后。由细菌侵袭肠壁和产生毒素所致。主要症状为腹泻，轻者停药后即逐渐恢复，重者腹泻频繁，大便为黄或暗绿色海水样，黏液较多，可有血便，有腥臭味。可出现脱水、电解质紊乱和酸中毒。中毒症状较重，发热、腹痛、恶心、呕吐、乏力、谵妄甚至休克。大便镜检有大量脓细胞和成簇的革兰阳性球菌，大便培养有金黄色葡萄球菌生长，凝固酶试验阳性。

②假膜性小肠结肠炎：由难辨梭状芽孢杆菌引起。除万古霉素和胃肠道外使用的氨基糖苷类抗生素外，几乎各种抗生素均可诱发本病。症状轻重不等，主要症状为腹泻，大便黄或黄绿色，水样便，可有伪膜（为坏死毒素致肠黏膜坏死所形成的假膜）排出。少数大便带血，伴有腹痛、腹胀、发热、乏力、谵妄等中毒症状，严重者可发生休克。大便镜检有白细胞，有时见红细胞。诊断依赖于检出难辨梭状芽孢杆菌和毒素，单独分离出细菌尚不足以确诊。

③真菌性肠炎：多为白色念珠菌感染所致，常伴有鹅口疮。大便次数增多，稀黄，泡沫较多，带黏液。有时可见豆腐渣样细块（菌落），偶见血便。大便镜检可见真菌孢子和菌丝。大便真菌培养阳性。

（二）迁延性与慢性腹泻

病因复杂，感染、酶缺陷、免疫缺陷、药物因素、食物过敏、肠道菌群失调、低出生体重儿和先天性畸形等均可引起。以急性感染性腹泻未彻底治疗、迁延不愈最为常见。人工喂养、营养不良婴幼儿患病率高。

患儿多无全身中毒症状，脱水、代谢性酸中毒也不太明显，而以消化功能紊乱和慢性营养紊乱为主要临床特点。临床表现为腹泻迁延不愈，病情反复，腹泻次数和性状不稳定，吐泻频繁时可出现水、电解质紊乱。由于长期消化吸收障碍，营养消耗，多呈慢性营养紊乱，精神萎靡，食欲低下，体重下降，促进或加重营养不良、贫血、多种维生素缺乏，易并发呼吸道、泌尿道等继发感染，形成恶性循环，若不积极正确治疗，病死率较高。

三、实验室检查

1.血常规

白细胞总数及中性粒细胞增多提示细菌感染，正常或降低提示病毒感染，嗜酸粒细胞增多属寄生虫感染或过敏性病变。

2.大便检查

大便常规无或偶见白细胞者为侵袭性细菌以外病原体感染引起,大便内有较多的白细胞常由于各种侵袭性细菌感染引起。大便培养可检出致病菌。疑为病毒感染者应作病毒学检查,肠道菌群分析、酸度、还原糖试验和培养。真菌性肠炎,大便涂片发现真菌孢子及假菌丝。

3.血液生化检查

血钠测定可提示脱水性质,血钾测定可反映体内缺钾的程度,测定血钙和血镁可了解有否低钙、低镁血症。血气分析、二氧化碳结合力(CO_2CP)测定可了解体内酸碱平衡程度和性质。

4.其他检查

十二指肠液检查,食物过敏原(特异性免疫球蛋白)检查,纤维结肠镜、小肠黏膜活检。

四、诊断和鉴别诊断

根据发病季节,病史(包括流行病学资料和喂养史)、临床表现和大便性状易于做出临床诊断。必须判断有无脱水(程度和性质)、电解质紊乱和酸碱失衡。注意寻找病因,但肠道内感染的病原学诊断比较困难。为了临床诊断和治疗的需要,可先根据大便常规有无白细胞将腹泻分为两组。

1.大便无或偶见少量白细胞者

为侵袭性细菌以外的病因(包括喂养不当或病毒、非侵袭性细菌、寄生虫等肠道内、外感染)引起的腹泻,多为水泻,有时伴脱水症状,应与下列疾病鉴别。

(1)生理性腹泻:多见于6个月以下的婴儿,外观虚胖,常有湿疹,生后不久即出现腹泻,除大便次数增多外,无其他症状,精神、食欲好,不影响生长发育。近年来发现此类腹泻为乳糖不耐受的一种特殊类型,不需特殊治疗,添加辅食后,大便即逐渐恢复正常。

(2)导致小肠消化吸收功能障碍的各种疾病:如乳糖酶缺乏、葡萄糖—半乳糖吸收不良、过敏性腹泻等,可根据各病特点结合实验室检查结果加以鉴别。

2.大便有较多的白细胞者

常由各种侵袭性细菌感染所致,表明结肠和回肠末端有侵袭性炎症病变,仅凭临床表现难以区别是何种细菌感染,必要时可进行大便细菌培养,细菌血清型和毒性检测进行判断。同时尚需与下列疾病鉴别。

（1）细菌性痢疾：常有流行病学史，起病急，全身症状重。大便次数多，量少，排脓血便伴里急后重，大便显微镜检查有较多红细胞、脓细胞和吞噬细胞，大便细菌培养有痢疾杆菌生长可确诊。

（2）坏死性肠炎：中毒症状较严重，高热、腹胀、腹痛、频繁呕吐，常伴休克。大便糊状暗红色，逐渐出现典型的赤豆汤样血便。腹部立、卧位 X 线片呈小肠局限性充气扩张，肠壁积气，肠间隙增宽等。

五、治疗

治疗原则为：调整饮食，加强护理，预防和纠正脱水，合理用药，预防并发症。急性腹泻多注意维持水、电解质平衡及抗感染；迁延及慢性腹泻则应注意肠道菌群失调及饮食疗法。

（一）急性腹泻

1.饮食疗法

适宜的营养对满足生理需要，促进消化功能恢复，缩短腹泻后的康复时间，减少对生长发育的影响非常重要，故应强调继续饮食。根据疾病的特殊病理生理状况、个体消化吸收功能和平时的饮食习惯进行合理调整。母乳喂养者可继续哺喂，暂停或减少辅食；人工喂养儿 6 个月以下可减少喂乳量，延长喂奶间隔，可喂以等量米汤或稀释的牛奶或其他代乳品；6 个月以上可用已习惯的平常饮食，由少量逐渐增多。对脱水严重，呕吐频繁者，禁食 4～6 小时（不禁水），一旦呕吐好转后应及早恢复喂养，由少到多，由稀到稠。病毒性肠炎多有双糖酶缺乏，可暂停乳类，改喂豆制代乳品、发酵奶或去乳糖配方奶喂养。腹泻停止后逐渐恢复营养丰富的饮食，并每日加餐 1 次，共 2 周。

2.加强护理

对感染性腹泻应注意消毒隔离。按时喂水或口服 ORS 溶液。加强口腔护理。掌握静脉补液的速度。勤换尿布，每次便后冲洗臀部，以预防上行性泌尿道感染和尿布疹。勤翻身，预防压疮和坠积性肺炎。

3.药物治疗

（1）控制感染：水样便腹泻患儿（约占 70％）多为病毒及非侵袭性细菌所致，一般不用抗生素，应合理使用液体疗法，选用微生态制剂和黏膜保护剂，病毒感染的患儿可用抗病毒治疗。如伴有明显全身症状不能用脱水解释者，尤其是对重症患儿、新生儿、小婴儿、营养不良及免疫功能低下者可酌情应用抗生素治疗。

黏液、脓血便患儿(约占 30％)多为侵袭性细菌感染,应根据临床特点及针对病原,先根据经验选用抗生素,再根据大便细菌培养和药敏试验结果进行调整。大肠杆菌引起的肠炎可使用复方新诺明、氨苄西林、阿米卡星、头孢噻肟或头孢三嗪等,金黄色葡萄球菌肠炎应立即停用原使用的抗生素,根据症状可选用苯甲异恶唑青霉素、乙氧萘青霉素或新青霉素、万古霉素、利福平等,对真菌性肠炎用抗真菌药物治疗。

(2)肠道微生态疗法:有助于恢复肠道正常菌群的生态平衡,抑制病原菌定植和侵袭,控制腹泻。常用双歧杆菌、嗜酸乳杆菌、粪链球菌等制剂。

(3)肠黏膜保护剂:能与肠道黏液糖蛋白相互作用,增强其屏障功能,阻止病原微生物的攻击,吸附病原体和毒素,维持肠细胞的吸收和分泌功能,如蒙脱石粉。

(4)避免用止泻剂:因为止泻剂有抑制胃肠动力的作用,增加细菌繁殖和毒素的吸收,对于感染性腹泻有时是很危险的。

(5)补锌治疗:对于急性腹泻患儿,补锌可以缩短病程。6 个月以上患儿应每日给予元素锌 20mg,6 个月以下婴儿每日元素锌 10mg,疗程 10～14 天。

(二)迁延性和慢性腹泻

采取综合治疗措施,积极寻找病因并针对病因进行治疗,切忌滥用抗生素,避免顽固的肠道菌群失调。预防和治疗脱水,纠正电解质及酸碱平衡紊乱。继续喂养,避免长时间禁食。

1.注意饮食,改善营养

①调整饮食:应继续母乳喂养。人工喂养儿应调整饮食,保证足够热能。②去乳糖饮食:对双糖不耐受患儿,大多为乳糖不耐受者,宜采用豆浆或去乳糖配方奶粉等。③如果在应用无双糖饮食后腹泻仍不改善时,应考虑食物过敏的可能性,应改用其他饮食或水解蛋白配方饮食。④要素饮食:系由氨基酸、葡萄糖、中链甘油三酯、多种维生素和微量元素组合而成,是肠黏膜受损伤患儿最理想的食物,其浓度和量根据患儿临床状态而定。

2.静脉营养

对不能耐受口服营养物质的少数患儿,可采用静脉营养,保证营养物质的供给。推荐方案为:脂肪乳剂每日 2～3g/kg,复方氨基酸每日 2～2.5g/kg,葡萄糖每日 12～15 g/kg,电解质及多种微量元素适量,液体每日 120～150mL/kg,热能每日 50～90kcal/kg。待肠道功能恢复后改为口服。

3.药物治疗

①抗生素:对分离出特异病原的感染性患儿,根据药物敏感试验选用抗生素。

②微量元素和维生素:补充锌、铁、烟酸、维生素 A、B_{12}、B_1、C 和叶酸等,有助于肠黏膜的修复。③微生态调节剂和肠黏膜保护剂。④助消化药物。

4.中医辨证论治

有良好疗效,并可配合中药、推拿、捏脊、针灸和磁疗等。

5.积极治疗各种并发症

六、预防

(1)合理喂养,提倡母乳喂养,采用逐步过渡的方式及时添加辅助食品。避免在夏季断奶。

(2)加强卫生宣教,对水源和食品卫生严格管理。注意气候变化的护理,避免过热或受凉,夏天应多喂水。

(3)培养良好的饮食卫生习惯和个人卫生习惯,小儿饭前便后洗手、勤剪指甲等;注意乳品的保存和食具、便器、玩具和设备的定期消毒。

(4)对于生理性腹泻的婴儿应避免不适当的药物治疗,不要由于婴儿大便次数增多而怀疑其消化能力,不按时添加辅食。

(5)感染性腹泻患儿,尤其是大肠杆菌、轮状病毒肠炎的传染性强,集体机构如有流行,应积极治疗患儿,做好消毒隔离工作,防止交叉感染。

(6)避免长期滥用广谱抗生素。对于因败血症、肺炎等肠道外感染必须使用抗生素治疗(特别是广谱抗生素时)的婴幼儿,即使没有消化道症状,亦应加用微生态制剂,防止由于难治性肠道菌群失调所致的腹泻。

(7)轮状病毒疫苗接种为预防轮状病毒肠炎的理想方法。

第四章　呼吸系统疾病

第一节　急性上呼吸道感染

急性上呼吸道感染,简称上感,俗称"感冒",是由各种病原体引起的上呼吸道黏膜急性感染,是小儿时期最常见的疾病。主要侵犯鼻、鼻咽和咽部。如呼吸道的某一局部炎症特别突出,即按该炎症部位命名,常称为"急性鼻咽炎""急性咽炎""急性扁桃体炎",也可统称为上呼吸道感染。该病四季均可发生,但冬、春季多见。

一、病因

急性上感90％以上由病毒引起,主要有呼吸道合胞病毒、流感病毒、副流感病毒、腺病毒、鼻病毒、柯萨奇病毒等。小儿病毒感染后可继发细菌感染,最常见的是溶血性链球菌,其次为肺炎双球菌、流感嗜血杆菌等。肺炎支原体也可引起上感。

婴幼儿时期由于上呼吸道的解剖生理特点和免疫特点,容易患呼吸道感染,患有维生素 D 缺乏性佝偻病、营养不良、贫血等疾病的体弱儿更易感染。室内空气污浊、气候骤变、护理不当等往往是本病的诱发因素。

二、临床表现

(一)一般类型上感

症状轻重程度相差很大,与年龄、病原体及机体抵抗力有关。一般年长儿症状较轻,以呼吸系统局部症状为主,婴幼儿症状重,以全身症状为主,局部症状不显著。

婴幼儿多骤然起病,高热,精神不振、烦躁,常伴有呕吐、腹泻、腹痛、甚至发生高热惊厥。若为肠痉挛所致,腹痛多为脐周阵发性疼痛,无压痛;若并发了肠系膜淋巴结炎,则腹痛持续存在。年长儿以鼻咽部症状为主,常于受凉后 1~3 天出现流涕、鼻塞、喷嚏、咽部不适、咽痛、轻度干咳与不同程度的发热,可伴有头痛、食欲减退、乏力、全身酸痛等。

体检可见咽部充血,扁桃体肿大,颌下淋巴结肿大,触痛。肠道病毒感染患儿可出现不同形态的皮疹。肺部听诊呼吸音正常。

病程一般为 3~5 天,若体温持续不退或病情加重,应考虑感染可能侵袭其他部位。

(二)两种特殊类型上感

1.疱疹性咽峡炎

病原体为柯萨奇 A 组病毒,好发于夏秋季。急起高热,咽痛、流涎、厌食、呕吐等。检查可见咽部充血,咽腭弓、悬雍垂、软腭等处有 2~3mm 大小的疱疹,周围有红晕,疱疹破溃后形成小溃疡。患儿因疼痛而影响进食、吞咽。病程 1 周左右。

2.咽—结膜热

病原体为腺病毒,春夏季发病多,可在集体儿童机构中流行。以发热、咽炎、结膜炎为临床特征。多呈高热、咽痛,一侧或双侧眼结膜炎致眼部刺痛、流泪、结膜充血,颈部、耳后淋巴结肿大,有时伴消化道症状。病程 1~2 周。

三、并发症

上呼吸道炎症可向邻近器官蔓延,并发中耳炎、鼻窦炎、咽后壁脓肿、颈淋巴结炎、喉炎等。并发急性中耳炎者,多高热不退,因耳痛哭闹不安、摇头、抓耳,早期鼓膜充血,以后穿孔流出浆液或脓液,治疗不及时可影响听力。咽后壁脓肿时可出现拒食、吞咽困难、言语不清、头向后仰、张口呼吸等症状,检查可见咽部充血、咽后壁呈半圆形突起。喉炎易致呼吸困难或窒息的发生。

年幼及体弱患儿,上呼吸道感染亦可向下发展,引起支气管炎及肺炎。年长儿患 A 组 β-溶血性链球菌感染引起的上呼吸道感染时,可并发急性肾小球肾炎、风湿热等变态反应性疾病。

四、实验室检查

病毒感染者白细胞计数正常或偏低,淋巴细胞相对增高;鼻咽分泌物病毒分离、抗原及血清学检测可明确病原。细菌感染者血白细胞计数及中性粒细胞可增高,咽拭子培养可有病原菌生长。链球菌引起者于感染 2～3 周后血中抗链球菌溶血素(ASO)滴度增高。胸部 X 线检查无异常改变。

五、诊断与鉴别诊断

根据临床表现一般不难诊断,但需与以下疾病鉴别。

1.流行性感冒

由流感病毒、副流感病毒引起。有明显的流行病史,局部症状较轻,全身症状较重。常有高热、头痛、四肢肌肉酸痛等,病程较长。

2.急性传染病早期

上呼吸道感染常是各种传染病的前驱症状,如麻疹、流行性脑脊髓膜炎、猩红热等,应结合流行病史、临床表现及实验室资料等综合分析,并观察病情演变加以鉴别。

3.急性阑尾炎

伴腹痛者应注意与急性阑尾炎鉴别。腹痛常发生于发热之前,腹痛部位以右下腹为主,呈持续性,有固定压痛点、反跳痛及腹肌紧张等体征,白细胞及中性粒细胞增高。

在排除上述疾病后,尚需对上呼吸道感染的病因进行鉴别,以便指导治疗。

六、治疗

治疗原则是支持疗法和对症处理为主,注意预防并发症。

(一)一般治疗

患儿应卧床休息,室内保持空气清新、流通,多饮水,宜进清淡易消化食物。

(二)抗感染治疗

1.抗病毒药物

大多数上呼吸道感染由病毒引起,可试用三氮唑核苷,每日 10～15mg/kg,口服或静脉点滴,或 2mg 含服,每 2 小时一次,每日 6 次,3～5 日为一疗程。

2.抗生素

细菌感染者可选用抗生素治疗,常选用青霉素类、头孢菌素类、复方新诺明及大环内酯类抗生素。若证实为链球菌感染,或既往有风湿热、肾炎病史者,青霉素疗程应为 10～14 天。

（三）对症治疗

（1）体温过高者可立即头部冷湿敷、枕冰袋，在颈部、腋下及腹股沟处放置冰袋，或用温水、酒精擦浴，冷盐水灌肠等。也可给予退热剂，如口服对乙酰氨基酚或布洛芬等。

（2）发生高热惊厥者可予以镇静、止痉等处理。

（3）咽痛可给予润喉含片或超声雾化吸入，鼻塞严重时应先清除鼻腔分泌物后用 0.5％麻黄碱液滴鼻。

（4）中药如银翘散、板蓝根等有一定治疗效果。

七、预防

主要靠加强体格锻炼以增强抵抗力；提倡母乳喂养，均衡膳食；避免去人多拥挤及通风不良的场所；积极防治佝偻病、营养不良及贫血等各种慢性病。

第二节　急性支气管炎

急性支气管炎是指支气管黏膜的急性炎症，气管常同时受累，以咳嗽、肺部可闻及易变的干、湿啰音为临床特征。大多数继发于上呼吸道感染，亦常为肺炎的早期表现。是儿童时期常见的呼吸道疾病，婴幼儿多见。

一、病因

凡能引起上呼吸道感染的病原体皆可引起支气管炎，但多数是在病毒感染基础上继发细菌感染。较常见的细菌有肺炎链球菌、溶血性链球菌。特异性体质、免疫功能失调、营养不良、佝偻病、鼻窦炎等患儿常易反复发生支气管炎。

二、临床表现

起病可急可缓，多先有上呼吸道感染症状，之后主要表现为咳嗽，初为干咳，以后有痰，当呼吸道痰液积聚时，可出现痰鸣。无热或发热 38℃左右，2～4 天即退。婴幼儿症状较重，常有发热、精神不振、食欲缺乏或呕吐、腹泻等。

肺部呼吸音粗糙，或有散在干、湿啰音。啰音的特点是易变，常在体位改变或咳嗽后随分泌物的排出暂时减少或消失,这是与肺炎听诊的鉴别要点。

婴幼儿可发生一种特殊类型的支气管炎,称为喘息性支气管炎。临床特点为:①年龄多见于3岁以下,虚胖,有湿疹或过敏史的患儿。②常继发于急性上呼吸道感染之后,体温正常或有低热,伴咳喘,一般无中毒症状。③体征:听诊两肺布满哮鸣音及少量粗湿啰音,呼气相延长,肺部叩诊呈鼓音。④本病有反复发作倾向,随年龄增长,发病次数逐渐减少,程度减轻,最后自愈,但少数反复发作多次后可发展为支气管哮喘。

三、实验室检查

由病毒引起的急性支气管炎,周围血白细胞总数正常或稍高;由细菌引起者,白细胞数及中性粒细胞数均增高。胸部X线检查多无异常改变或有肺纹理增粗、肺门阴影增浓。

四、诊断及鉴别诊断

急性支气管炎根据呼吸道症状、体征,结合实验室检查一般即可诊断。重症支气管炎与肺炎早期难以鉴别,但肺炎以发热、咳嗽、气促、呼吸困难和肺部固定的细湿啰音,肺部X线检查可见点、片状阴影为其临床主要特征。如鉴别确有困难者,可按肺炎处理。同时还应注意与支气管异物等疾病相鉴别。

五、治疗

治疗原则是控制感染和对症治疗。

1.一般治疗

与上呼吸道感染相同,多饮水,经常变换体位使呼吸道分泌物易于咳出,保持呼吸道通畅。

2.控制感染

病毒感染时采用抗病毒药物治疗。对体弱儿或有发热、痰多而黄,白细胞增多时须考虑为细菌感染,则使用抗生素,如青霉素、头孢菌素、大环内酯类、复方磺胺甲基异恶唑。

3.对症治疗

一般不用镇咳药物,以免抑制咳嗽反射,影响痰液排出。常用口服祛痰剂如复方甘草合剂、氨溴索。喘息者可吸入沙丁胺醇或口服氨茶碱,喘息严重者可短期使用泼尼松,每日 1mg/kg。

六、预防

加强营养,适当开展户外活动,进行体格锻炼,增强机体对气温变化的适应能力。根据气温变化增减衣服,避免受凉或过热。在呼吸道疾病流行期间,不要让小儿到公共场所,以免交叉感染。积极预防营养不良、佝偻病、贫血和各种传染病,按时预防接种,增强机体的免疫能力。

第三节　支气管哮喘

支气管哮喘简称哮喘,是儿童期最常见的慢性呼吸道疾病。哮喘是由嗜酸性粒细胞、肥大细胞、T淋巴细胞、中性粒细胞及气道上皮细胞等多种细胞和细胞组分共同参与的气道慢性炎症性疾病,引起气道高反应,导致可逆性气道阻塞。其临床主要表现是反复发作性喘息、气促、胸闷或咳嗽等症状,常在夜间和(或)清晨发作或加剧,多数患儿可经治疗缓解或自行缓解。该病随病程延长可产生气道不可逆性狭窄和气道重塑,因此,早期防治至关重要。近年来本病发病率呈上升趋势。

一、临床表现

起病可急可缓,婴幼儿发病前1～2天往往有上呼吸道感染,起病较缓;年长儿大多在接触过敏原后发作,起病较急。咳嗽和喘息呈阵发性发作,以夜间和清晨为重。发作前可有干咳、打喷嚏、流泪等先兆,接着咳大量白黏痰,伴喘息和呼气性呼吸困难。

体检可见桶状胸,吸气时出现"三凹征",叩诊鼓音,听诊呼吸音减弱,呼气相延长,可闻及哮鸣音。重症患儿,气道广泛堵塞,呼吸困难加剧,呼吸音明显减弱,哮鸣音可消失。

若哮喘急剧严重发作,经合理应用拟交感神经药物哮喘仍不能缓解,称作哮喘持续状态。表现为烦躁不安,咳嗽、喘息、呼吸困难和大汗淋漓,甚至出现端坐呼吸、语言不连贯、严重发绀和意识障碍等,这是支气管哮喘最危险的征兆,可致患儿死于呼吸衰竭。

临床表现可因引起哮喘发作的变应原而异。上感诱发者,发热、肺部干湿啰音、血象升高;吸入变应原引起者,鼻痒、流涕、喷嚏、干咳、喘憋;食物诱发者,无热、颜面水肿、呕吐、腹痛、皮疹,进食后数分钟出现。

支气管哮喘的并发症有肺炎、肺不张、气胸和纵隔气肿等。

二、实验室检查

1.血常规

外周血嗜酸性粒细胞$>300\times10^6$/L,痰中亦可发现嗜酸性粒细胞增加。若合并感染白细胞计数可增高。

2.X线检查

正常或肺过度充气,透亮度增高,偶见纵隔气肿和气胸。

3.肺功能检查

肺功能检查主要用于5岁以上的患儿,其目的是确定是否存在气流受限;确定支气管收缩的可逆性;监测病情变化;判断气流梗阻情况及对治疗反应。常用指标有1秒用力呼气容积/用力肺活量(FEV$_1$/FVC)和呼气峰流速(PEF),其中FEV$_1$/FVC$<70\%\sim75\%$提示气流受阻,吸入支气管扩张剂15~20分钟后增加15%或更多表示为可逆性气流受阻,是诊断哮喘的有力依据。

4.过敏原检测

有助于寻找过敏原,常用皮肤试验。

三、诊断

凡符合下列条件,并排除其他引起喘息的疾病,即可诊断。

1.婴幼儿哮喘的诊断标准

①年龄<3岁,喘息发作≥3次。②发作时双肺闻及呼气相哮鸣音,呼气相延长。③具有特应性体质,如湿疹,过敏性鼻炎。④父母有哮喘等过敏史。⑤除外其他引起喘息的疾病。

2.儿童哮喘的诊断标准

①年龄>3岁,喘息反复发作。②发作时双肺闻及以呼气相为主的哮鸣音,呼

气相延长。③支气管舒张剂有明显疗效。④父母有哮喘等过敏史。⑤除外其他引起喘息、胸闷和咳嗽的疾病。

3.咳嗽变异性哮喘的诊断标准

①咳嗽持续或反复发作＞1月，常在夜间和（或）清晨发作，运动或遇冷空气后加重，痰少，临床上无感染征象，或经较长时间抗生素治疗无效。②支气管舒张剂治疗可使咳嗽发作缓解（基本诊断条件）。③有个人或家族过敏史，过敏原检测阳性可作辅助诊断。④气道呈高反应性特征，支气管激发试验阳性（辅助诊断条件）。⑤排除其他原因引起的慢性咳嗽。

四、治疗

哮喘的治疗目标：①尽可能控制或消除哮喘症状，并维持最轻的症状，甚至无症状。②使哮喘发作次数减少，甚至不发作。③肺功能正常或接近正常。④防止发生不可逆的气流受限。⑤能参加正常活动，包括体育锻炼。⑥所用药物副作用减至最少。⑦防止因哮喘死亡。

治疗原则为坚持长期、持续、规范、个体化的原则。急性发作期应快速抗炎、平喘，缓解症状；慢性缓解期应长期抗炎、降低气体高反应性、避免诱发因素和加强自我保健。

（一）一般治疗
卧床休息，呼吸困难者可取半卧位或坐位，避免接触过敏原。

（二）控制发作
1.支气管扩张剂

（1）β_2 受体激动剂：可刺激 β_2 肾上腺素能受体，诱发 cAMP 的产生，使支气管平滑肌松弛和肥大细胞膜稳定。常用药物有沙丁胺醇（舒喘灵）、特布他林（喘康速）等。可采用吸入、口服等方式给药，其中吸入治疗具有用量少、起效快、不良反应少等优点，是首选的药物治疗方法。

（2）茶碱类药物：具有解除支气管痉挛、抗炎、抑制肥大细胞和嗜碱性粒细胞脱颗粒及刺激儿茶酚胺释放等作用。常用氨茶碱、缓释茶碱等。

（3）抗胆碱药物：抑制迷走神经释放乙酰胆碱，使呼吸道平滑肌松弛。常用药物有溴化异丙托品等。

2.糖皮质激素

能增加 cAMP 的合成，阻止白三烯等介质的释放，预防和抑制气道炎症反应，降低气道反应性,是目前治疗哮喘最有效的药物。因长期使用可产生众多副作用,故应尽可能用吸入疗法,如布地奈德气雾吸入。吸入法的局部不良反应有口咽部念珠菌感染,声音嘶哑,上呼吸道不适,可通过应用储物罐、吸药后用清水漱口减轻局部刺激。对重症持续发作或其他平喘药物难以控制的反复发作的患儿,可给予口服泼尼松或静脉注射甲基泼尼松龙短期治疗,症状缓解后即停药。

3.抗生素

儿童哮喘主要是由病毒引发的,抗生素不作为常规应用,患儿如同时发生下呼吸道细菌感染则选用敏感的抗生素。

(三)哮喘持续状态的治疗

1.吸氧

危重哮喘患儿因存在低氧血症,需用面罩或双鼻导管进行高浓度吸氧,初始氧浓度以 40％为宜,流量 4～5L/分钟。

2.补液、纠正酸中毒

可用 1/5 张含钠液纠正失水,防止痰液过黏形成痰栓;用碳酸氢钠纠正酸中毒。

3.糖皮质激素

应尽早应用。病情严重时不能以吸入治疗代替全身糖皮质激素治疗,以免延误病情。

4.应用支气管扩张剂

可用吸入型 β_2 受体激动剂、氨茶碱、抗胆碱能药物或肾上腺素。

5.给予镇静剂

如水合氯醛灌肠,慎用或禁用其他镇静剂。

6.机械呼吸

指证为:①严重的持续性呼吸困难。②呼吸音减弱,随之哮鸣音消失。③呼吸肌过度疲劳而使胸廓活动受限。④意识障碍,甚至昏迷。⑤吸入 40％氧气而发绀仍无改善。⑥$PaCO_2 \geqslant 8.6kPa(65mmHg)$。

五、预防

长期正确使用糖皮质激素气雾剂治疗是预防复发的关键。提高患儿对疾病的认识,配合防治,避免接触过敏原,预防感冒,积极参加体育锻炼,增强体质,以提高患儿生活质量。

第四节　急性支气管肺炎

一、概述

支气管肺炎又称小叶性肺炎,为小儿最常见的肺炎,是威胁我国儿童健康的严重疾病,无论是发病率还是病死率均高于发达国家。

二、病因

国内小儿肺炎分离的病原菌主要是肺炎链球菌、流感嗜血杆菌、金黄色葡萄球菌、表皮葡萄球菌、克雷白杆菌、不动杆菌、枸橼酸杆菌及肠道杆菌等。近年来,一些无致病性或致病性不强的细菌渐成为小儿肺炎的重要病原菌。肺炎链球菌、金黄色葡萄球菌和流感嗜血杆菌是重症肺炎的重要病因。在一些研究中人们还发现化脓性链球菌和肠道革兰阴性菌也能引起严重肺炎。国内认为各种病毒性肺炎的总发病数有增多趋势。发达国家的小儿肺炎病原以病毒为主,发展中国家小儿肺炎病原以细菌为主。

支气管肺炎的病理形态为一般性和间质性两大类。

1.一般支气管肺炎

主要病变散布在支气管壁附近的肺泡,支气管壁仅黏膜发炎。肺泡毛细血管扩张充血,肺泡内水肿及炎性渗出,浆液性纤维素性渗出液内含大量中性粒细胞、红细胞及病菌。病变通过肺泡间通道和细支气管向周围邻近肺组织蔓延,呈小点片状的灶性炎症,而间质病变多不显著。后期肺泡内巨噬细胞增多,大量吞噬细菌和细胞碎屑,可致肺泡内纤维素性渗出物溶解吸收、炎症消散、肺泡重新充气。

2.间质性肺炎

主要病变表现为支气管壁、细支气管壁及肺泡壁的充血、水肿与炎性细胞浸润,呈细支气管炎、细支气管周围炎及肺间质炎的改变。病毒性肺炎主要为间质性肺炎。

肺炎时,由于气体交换面积减少和病原微生物的作用,可发生不同程度的缺氧和感染中毒症状。中毒症状如高热、嗜睡、昏迷、惊厥以及循环衰竭和呼吸衰竭,可由毒素、缺氧及代谢异常(如代谢性酸中毒、稀释性低钠血症)引起。缺氧是由呼吸功能障碍引起,包括外呼吸及内呼吸功能障碍两方面。外呼吸功能障碍可使肺泡通气量下降,通气/血流比率失调及弥散功能障碍,结果导致低氧血症,甚至出现二氧化碳潴留。内呼吸功能障碍导致组织对氧的摄取和利用不全,以及电解质酸碱失衡,可引起多系统功能障碍。危重患者可发生心力衰竭和呼吸衰竭,微循环障碍甚至并发弥散性血管内凝血。

三、临床表现

1.一般症状

起病急骤或迟缓。骤发的有发热、拒食或呕吐、嗜睡或烦躁、喘憋等症状。发病前可先有轻度的上呼吸道感染数日。早期体温多在 $38\sim39℃$,亦可高达 $40℃$ 左右,大多为弛张型或不规则发热。

2.呼吸系统症状及体征

咳嗽及咽部痰声,一般早期就很明显。呼吸增快,可达 $40\sim80$ 次/分,呼吸和脉搏的比例自 $1:4$ 上升为 $1:2$ 左右。常见呼吸困难,严重者呼气时有呻吟声、鼻翼扇动、三凹征、口周或甲床发绀。有些患儿头向后仰,以使呼吸通畅。

胸部体征早期常不明显,或仅有呼吸音变粗或稍减低。以后可听到中、粗湿啰音,有轻微的叩诊浊音。数天后,可闻细湿啰音或捻发音。病灶融合扩大时,可听到管状呼吸音,并有叩诊浊音。

WHO 儿童急性呼吸道感染防治规划特别强调呼吸增快是肺炎的主要表现。呼吸急促指:幼婴<2月龄,呼吸≥60次/分;2~12月龄,呼吸≥50次/分;1~5岁,呼吸≥40次/分。重症肺炎征象为激惹或嗜睡、拒食、胸壁吸气性凹陷及发绀。这为基层医务人员和初级卫生保健工作者提供简单可行的诊断依据,值得推广。

3.其他系统的症状及体征

较多见于重症患者。

(1)消化道症状:婴幼儿患肺炎时,常伴发呕吐、腹泻、腹痛等消化道症状。有时下叶肺炎可引起急性腹痛,应与腹部外科疾病(急腹症)鉴别。

(2)循环系统症状:较重肺炎患儿可出现脉搏加速,心音低钝。可有充血性心力衰竭的征象。有时四肢发凉、口周灰白、脉搏微弱,则为末梢循环衰竭。

(3)神经系统症状:常见烦躁不安、嗜睡,或两者交替出现。婴幼儿易发生惊厥,多由于高热或缺钙所致。如惊厥的同时有明显嗜睡或烦躁,意识障碍,甚至发生强直性肌痉挛、偏瘫或其他脑征,则可能并发中枢神经系统病变如脑膜脑炎、中毒性脑病等。

4.并发症

早期正确治疗者并发症很少见。

支气管肺炎最多见的并发症为不同程度的肺气肿或肺不张,可随肺炎的治愈而逐渐消失。长期肺不张或反复发作的肺炎,可导致支气管扩张或肺源性心脏病。细菌性肺炎应注意脓胸、脓气胸、肺脓肿、心包炎及败血症等。有些肺炎还可并发中毒性脑病。少数重症肺炎患儿还可并发弥散性血管内凝血、胃肠出血或黄疸、噬血细胞综合征等。有些肺炎患儿迅速发展成呼吸衰竭而危及生命。有些严重肺炎患儿可致水电解质紊乱和酸碱失衡,尤需注意并发低钠血症、混合性酸中毒和乳酸酸中毒。

四、辅助检查

1.X线检查

可表现为非特异性小斑片状肺实质浸润阴影,以两肺下野、心膈角区及中内带较多。常见于婴幼儿。小斑片病灶可部分融合在一起成为大片状浸润影,甚至可类似节段或大叶性肺炎的形态。可产生肺不张或肺气肿。在小儿肺炎中肺气肿是早期常见征象之一。可出现肺间质改变的X线征象,肺门周围局部的淋巴结大多数不肿大或仅呈现肺门阴影增深,甚至肺门周围浸润。胸膜改变较少。有时可出现一侧或双侧胸膜炎或胸腔积液的现象。

2.血象

细菌性肺炎患儿白细胞总数大多增高,一般可达$(15\sim30)\times10^9$/L,偶可高达50×10^9/L。中性粒细胞达$60\%\sim90\%$。病毒性肺炎时,白细胞数多低下或正常。

3.C反应蛋白

在细菌感染,C反应蛋白(CRP)的阳性率可高达96%,并随感染的加重而升高。同时,CRP还有助于细菌、病毒感染的鉴别。一般来说,病毒感染的患儿CRP值较低。

4.血气分析、血乳酸盐和阴离子间隙(AG)测定

对重症肺炎有呼吸衰竭者,可以依此了解缺氧与否及严重程度、电解质与酸碱失衡的类型及程度,有助于诊断治疗和判断预后。

5.病原学检查

(1)细菌直接涂片镜检和细菌分离鉴定:需要注意的是,咽拭子和鼻咽分泌物中分离到的菌株只能代表上呼吸道存在的细菌,并不能代表下呼吸道感染的病原。胸腔积液在化脓性胸膜炎患儿的培养阳性率较高。肺泡灌洗术所取标本采用防污、刷检等技术,能更好地反映下呼吸道病原。也可以使用细菌核酸的检测发现细菌。

(2)病毒病原:可使用鼻咽分泌物的 PCR 测定、免疫荧光测定法、固相免疫测定等。

6.血清学检查

(1)双份血清:适用于抗原性较强,以及病程较长的细菌感染性疾病的诊断。通常采取双份血清,如果 $S_2/S_1 \geqslant 4$ 倍升高,则可确定为现症感染。

(2)单份血清:包括特异性 IgM 和特异性 IgG 检测。IgM 产生的较早,消失得快,所以能代表现症感染,临床使用较广泛。特异性 IgG 产生得较晚,不能作为早期诊断,但在疾病的某一时期单份血的 IgG 达到一定的水平,也可认为是现症感染。如肺炎衣原体特异性 IgG 效价 $\geqslant 1:512$,即可认为是现症感染。

五、诊断

根据急性起病、呼吸道症状及体征,一般临床诊断不难。必要时可做 X 线检查。气管分泌物细菌培养、咽拭子病毒分离有助于病原学诊断。其他病原学检查包括抗原和抗体检测。

六、鉴别诊断

在婴儿时期,常需与肺结核及其他引起呼吸困难的病症鉴别。

1.肺结核

鉴别时应重视家庭结核病史、结核菌素试验以及长期的临床观察。肺结核 X 线大多见肺部病变明显而临床症状较少,两者往往不成比例。

2.发生呼吸困难的其他疾病

如喉部梗阻,一般患儿有嘶哑、哮吼、吸气性呼吸困难等症状。如患儿呼吸加深,应考虑是否有酸中毒。支气管哮喘的呼吸困难以呼气相为主。婴儿阵发性心动过速虽有气促、发绀等症状,但有发作性心动过速的特点,可借助于心电图检查。

七、治疗

1.一般治疗

(1)护理：环境要安静、整洁。要保证患儿休息，避免过多治疗措施。室内要经常通风换气，使空气比较清新，并须保持一定温度（20℃左右）、湿度（相对湿度以60％为宜）。烦躁不安常可加重缺氧，可给镇静剂。但不可用过多的镇静剂，避免咳嗽受抑制反使痰液不易排出。避免使用呼吸兴奋剂，以免加重患儿的烦躁。

(2)饮食：应维持足够的入量，给以流食，并可补充维生素，应同时补充钙剂。对病程较长者，要注意加强营养，防止发生营养不良。

2.抗生素疗法

细菌性肺炎应尽量查清病原菌后，至少要在取过体液标本作相应细菌培养后，开始选择敏感抗生素治疗。一般先用青霉素类治疗，不见效时，可改用其他抗生素，通常按照临床的病原体诊断或培养的阳性病菌选用适当抗生素。对原因不明的病例，可先联合应用两种抗生素。目前，抗生素，尤其头孢菌素类药物发展很快，应根据病情、细菌敏感情况、患者的经济状况合理选用。

儿童轻症肺炎首先用青霉素、或第一代头孢菌素、或氨苄西林。以上无效时改用哌拉西林、或舒他西林、或阿莫西林克拉维酸钾等。对青霉素过敏者用大环内酯类。疑为支原体或衣原体肺炎，首先用大环内酯类。

院内获得性肺炎及重症肺炎常由耐药菌引起，选用抗生素如下：①第二代或第三代头孢菌素，必要时可选用碳青霉烯类；②阿莫西林克拉维酸钾或磷霉素；③金黄色葡萄球菌引起的肺炎，选用万古霉素、利福平，必要时可选用利奈唑胺；④肠杆菌肺炎宜用第三代头孢菌素或头孢哌酮舒巴坦，必要时可选用碳青霉烯类，或在知情同意后联合氨基糖苷类。

抗生素应使用到体温恢复正常后5～7天。停药过早不能完全控制感染；不可滥用抗生素，否则易引起体内菌群失调，造成致病菌耐药和真菌感染。

3.抗病毒疗法

如临床考虑病毒性肺炎，可试用利巴韦林，为广谱抗病毒药物，可用于治疗流感、副流感病毒、腺病毒以及RSV感染。更昔洛韦目前是治疗CMV感染的首选药物。另外，干扰素、聚肌胞注射液及左旋咪唑也有抗病毒作用。奥司他节是神经氨酸酶抑制剂，可用于甲型和乙型流感病毒的治疗。

4.免疫疗法

大剂量免疫球蛋白静脉注射对严重感染有良好治疗作用,可有封闭病毒抗原、激活巨噬细胞、增强机体的抗感染能力和调理功能的作用。要注意的是,选择性IgA 缺乏者禁用。但由于其价格昂贵,不宜作常规治疗。

5.对症治疗

包括退热与镇静、止咳平喘的治疗、氧疗等。对于有心力衰竭者,应早用强心药物。部分患儿出现腹胀,多为感染所致的动力性肠梗阻(麻痹性肠梗阻),一般采用非手术疗法,如禁食、胃肠减压等。弥散性血管内凝血(DIC)的治疗包括治疗原发病,消除诱因,改善微循环,抗凝治疗,抗纤溶治疗,血小板及凝血因子补充,溶栓治疗等。在积极治疗肺炎时应注意纠正缺氧酸中毒、改善微循环、补充液量等。

6.液体疗法

一般肺炎患儿可口服保持液体入量,不需输液。对不能进食者,可进行静脉滴注输液。总液量以 $60\sim80mL/(kg\cdot d)$ 为宜,婴幼儿用量可偏大,较大儿童则应相对偏小。有明显脱水及代谢性酸中毒的患儿,可用 $1/2\sim1/3$ 等渗的含钠液补足累积丢失量,然后用上述液体维持生理需要。有时,病程较长的严重患儿或在大量输液时可出现低钙血症,有手足搐搦或惊厥,应由静脉缓慢注射 10% 葡萄糖酸钙 $10\sim20mL$。

7.激素治疗

一般肺炎不需用肾上腺皮质激素。严重的细菌性肺炎,用有效抗生素控制感染的同时,在下列情况下可加用激素:①中毒症状严重,如出现休克、中毒性脑病、超高热(体温在 40℃ 以上持续不退)等;②支气管痉挛明显,或分泌物多;③早期胸腔积液,为了防止胸膜黏连也可局部应用。以短期治疗不超过 $3\sim5$ 天为宜。一般静脉滴注氢化可的松 $5\sim10mg/(kg\cdot d)$,或甲泼尼龙 $1\sim2mg/(kg\cdot d)$ 或口服泼尼松 $1\sim2mg/(kg\cdot d)$。用激素超过 $5\sim7$ 天者,停药时宜逐渐减量。病毒性肺炎一般不用激素,毛细支气管炎喘憋严重时,也可考虑短期应用。

8.物理疗法

对于啰音经久不消的患儿宜用光疗、电疗。

9.并发症的治疗

肺炎常见的并发症为腹泻、呕吐、腹胀及肺气肿。较严重的并发症为脓胸、脓气胸、肺脓肿、心包炎及脑膜炎等。如出现上述并发症,应给予针对性治疗。

八、预防

1.加强护理和体格锻炼

婴儿时期应注意营养,及时增添辅食,培养良好的饮食及卫生习惯,多晒太阳,防止佝偻病的发生。从小锻炼身体,室内要开窗通风,经常在户外活动。

2.预防急性呼吸道感染及呼吸道传染病

对婴幼儿应尽可能避免接触呼吸道感染的患者,注意防治容易并发严重肺炎的呼吸道传染病,如百日咳、流感、腺病毒及麻疹等。对免疫缺陷性疾病或应用免疫抑制剂的患儿更要注意。

3.疫苗接种

RSV 疫苗和腺病毒疫苗均处于研发阶段,流感疫苗较成功。流感嗜血杆菌和肺炎链球菌疫苗可有效预防上述两种细菌感染。

九、预后

取决于患儿年龄、肺部炎症能否及时控制、感染细菌的数量、毒力强弱及对抗生素的敏感程度、患儿机体免疫状况以及有无严重并发症等。年龄越小,肺炎的发病率和病死率越高,尤其是新生儿和低体重儿。在营养不良、佝偻病、先天性心脏病、麻疹、百日咳或长期支气管炎的基础上并发肺炎,则预后较差。肺炎并发脓气胸、气道梗阻、中毒性脑病、心力衰竭和呼吸衰竭时,也使预后严重。

第五节　细菌性肺炎

一、概述

肺炎是指终末气道、肺泡和肺间质的炎症,可由病原微生物、理化因素、免疫损伤、过敏及药物所致。细菌性肺炎是一种累及肺泡的炎症,出现肺泡水肿、渗出、灶性炎症,偶可累及肺间质和胸膜。

肺炎是儿童的主要常见病,也是儿童死亡的主要病因。据 WHO 估计 2000～2003 年期间,全世界每年约有 200 万 5 岁以下儿童死于肺炎,占该人群总死亡数的

19％,目前全球平均每 15 秒钟就有一名儿童死于肺炎。肺炎一直是我国儿童主要的死亡原因,近几十年来,我国儿童肺炎死亡率不断下降,据 2000 年统计,我国儿童肺炎死亡率由 1991 年的 1512.7/10 万下降至 2000 年的 773.6/10 万,但仍为儿童死亡的第一病因,占总死亡的 19.5％。

二、病因病理

1.病因

儿童肺炎的病原复杂,各国研究结果存在差异。这可能是由不同国家地理位置、经济水平、研究病例所选儿童年龄组及检测方法、判断标准不同引起的。一般认为,发展中国家小儿社区获得性肺炎(CAP)以细菌病原为重要,由于细菌感染的检测受检测方法和获取标本的限制,其比例难以确定。目前多以发达国家小儿 CAP 细菌病原谱作为参考:常见细菌病原包括肺炎链球菌、流感嗜血杆菌(包括 b 型和未分型流感嗜血杆菌)、金黄色葡萄球菌、卡他莫拉菌,此外还有表皮葡萄球菌、结核分支杆菌、肠杆菌属细菌等。肺炎链球菌是各年龄段小儿 CAP 的首位病原菌,不受年龄的影响;流感嗜血杆菌好发于 3 个月～5 岁小儿;而肠杆菌属、B 族链球菌、金黄色葡萄球菌多见于 6 个月以内婴儿。

混合感染:儿童 CAP 混合感染率为 8％～40％,年龄越小,混合感染的几率越高。2 岁以内婴幼儿混合感染病原主要是病毒与细菌,在肺炎初始阶段首先为病毒感染,这也是小儿 CAP 病原学有别于成人的一个重要特征。而年长儿则多是细菌与非典型微生物的混合感染。

2.病理改变

(1)支气管肺炎:细菌性肺炎主要病理变化以一般性支气管炎肺炎表现为多见;炎性改变分布在支气管壁附近的肺泡,肺泡内充满炎性渗出物,经肺泡间通道和细支气管向邻近肺组织蔓延,形成点片状灶性病灶,病灶可融合成片,累及多个肺小叶。

(2)大叶性(肺泡性)肺炎:病原体先在肺泡引起炎症,经肺泡间孔向其他肺泡扩散,使部分肺段或整个肺段、肺叶发生炎症改变;表现为肺实质炎症,通常不累及支气管。致病菌多为肺炎链球菌。但由于抗生素的广泛使用,典型的大叶性肺炎病理改变已很少见。

(3)间质性肺炎:以肺间质为主的炎症,主要表现支气管壁、细支气管壁和肺泡壁水肿、炎性细胞浸润及间质水肿。当细支气管管腔被渗出物及坏死细胞阻塞,可见局限性肺气肿或肺不张。因病变仅在肺间质,故呼吸道症状较轻,异常体征较少。间质性肺炎以病毒性肺炎为多见,在细菌性肺炎中少见。

三、临床表现

不同细菌感染引起的肺炎临床表现差别较大,取决于病原体及宿主免疫状态。轻症仅表现呼吸系统症状,重症累及神经、循环、消化及全身各系统。

1.一般表现

起病或急或缓。非特异性的症状包括发热、寒战、头痛、易怒、烦躁不安。常有前驱上呼吸道感染史。新生儿及婴幼儿常缺乏典型症状或体征,不发热或发热不高,咳嗽及肺部体征均不明显,常表现为拒奶、呛奶、呕吐,呼吸急促或呼吸困难。

2.呼吸系统表现

(1)症状:特异的肺部症状包括咳嗽、咳痰,脓性痰,伴或不伴胸痛;严重者有鼻翼扇动、三凹征、呼吸急促、呼吸困难、偶尔呼吸暂停等。早期为干咳,渐有咳痰,痰量多少不一。痰液多呈脓性,金葡菌肺炎较典型的痰为黄色脓性;肺炎链球菌肺炎为铁锈色痰;肺炎杆菌肺炎为砖红色黏冻样;铜绿假单胞菌肺炎呈淡绿色;厌氧菌感染常伴臭味。抗菌治疗后发展至上述典型的痰液表现已不多见。咯血少见。

(2)肺部体征:早期不明显,仅有呼吸音粗或稍减低,之后可听到中、粗湿啰音。肺实变时有典型的体征,如叩诊浊音、语颤增强、支气管呼吸音、湿啰音等;伴胸腔积液或脓胸时,根据量多小可有不同的表现,如胸痛、叩诊浊音、语颤减弱、呼吸音减弱等。

部分有胸痛,累及胸膜时则呈针刺样痛。下叶肺炎刺激膈胸膜,疼痛可放射至肩部或腹部,后者易误诊为急腹症。

(3)肺炎并发症:延误治疗或病原菌致病力强,可引起并发症。常见并发症有:脓胸、脓气胸、肺脓肿、肺大疱、化脓性心包炎、败血症。任何细菌性肺炎均可能出现气胸和肺大疱,但最常见的还是金葡菌肺炎。肺脓肿在链球菌和流感嗜血杆菌肺炎中极少见,常见于金葡菌肺炎和厌氧菌菌血症。

3.肺外表现

(1)消化系统症状:个别患者尤其婴幼儿,可能有胃肠不适,包括恶心、呕吐、腹泻、腹胀或疼痛。重症出现胃肠功能衰竭的表现:腹胀显著者,称为中毒性肠麻痹;呕吐咖啡色样液体、症状突出者,称为应激性溃疡。下叶肺炎引起急性腹痛,与急腹症鉴别。

(2)循环系统症状:重症肺炎患儿可心率加快,心音低钝。心力衰竭:患儿突然呼吸加快＞60次/分;心率增快达180次/分,与体温升高、缺氧不相称;骤发极度烦躁,明显发绀,面色发灰,指(趾)甲微血管充盈时间延长;心音低钝,奔马律,颈静脉怒张;肝脏迅速增大;少尿或无尿,颜面眼睑或双下肢水肿。

(3)重症革兰阴性杆菌肺炎可发生微循环衰竭:面色及全身皮肤苍白,四肢发凉、发花,足跟毛细血管再充盈时间延长,眼底动脉痉挛,静脉迂曲扩张,尿量减少,多在休克前发生。

(4)神经系统症状:患儿突然异常的安祥、淡漠或嗜睡,出现意识障碍,昏睡、谵妄甚至昏迷、惊厥。呼吸不规则和瞳孔不等大提示脑疝。脑脊液除压力增高外,余无异常。

4.肺外感染灶

细菌性肺炎患儿可同时合并肺外器官感染、皮肤软组织感染、脑膜炎、感染性心内膜炎、心包炎、骨髓炎等。

四、辅助检查

1.外周血检查

(1)白细胞:细菌性肺炎白细胞总数及中性粒细胞多增多,核左移,胞质可见中毒颗粒。重症患儿可见白细胞降低。

(2)C反应蛋白(CRP):细菌性肺炎时多明显升高。

(3)血沉(ESR):重症肺炎增快。

2.病原学检查

(1)细菌培养:血或胸腔积液、肺穿刺液、肺组织活检培养是确定肺炎病原菌的金标准。经纤维支气管镜或人工呼吸道吸引的下呼吸道标本、经防污染毛刷采集的下呼吸道标本由于污染少,培养结果参考价值高。

(2)痰标本的采集:尽量在抗生素治疗前采集标本;尽量采用吸痰管留取深部痰液;2小时内送检;实验室镜检筛选合格标本(鳞状上皮细胞＜10个/低倍视野,多核白细胞＞25个/低倍视野,或两者比例＜1:2.5)。

(3)有意义的痰培养:①合格痰标本培养优势菌中度以上生长(≥＋＋＋);②合格痰标本细菌少量生长,但与涂片镜检结果一致(肺炎链球菌、流感嗜血杆菌、卡他莫拉菌);③3天内多次培养到相同细菌。

(4)无意义痰培养:①痰培养有上呼吸道正常菌群的细菌(如草绿色链球菌、表皮葡萄球菌、非致病奈瑟菌、类白喉杆菌等);②痰培养为多种病原菌少量(<+++)生长。痰标本由于存在污染或正常定植菌问题,需结合临床判断培养结果意义。

(5)病原体抗原、核酸检测:可采用免疫学和分子生物学方法,如对流免疫电泳、乳胶凝集试验、点状酶联免疫吸附试验等检测细菌的特异性抗原,对诊断有一定参考价值。①病原体抗体检测适用于抗原性较强、病程较长的细菌性肺炎,如链球菌肺炎、支原体肺炎。恢复期血清抗体滴度较发病初期升高 4 倍以上具有诊断意义,用于回顾性诊断。②聚合酶链反应(PCR)或特异性基因探针检测病原体核酸。

3.X 线检查

细菌性肺炎特征性影像学改变是节段性或肺叶的不规则浸润影、实变。大叶性肺炎是细菌性肺炎最具特点的改变,也可见多叶同时受累。出现胸腔积液、肺大疱或肺脓肿强烈提示细菌性肺炎。葡萄球菌肺炎特点是影像学短期内进展迅速,在婴幼儿尤其明显。A 组链球菌肺炎可能起初表现为弥漫性间质浸润,之后发展为肺叶或肺段实变。革兰阴性杆菌肺炎常呈下叶支气管肺炎型,易形成多发性小脓腔。厌氧菌肺炎也可出现肺脓肿或气液平。小婴儿由于免疫力低,感染无法局限于一叶肺,X 线常为支气管肺炎表现。

五、诊断

根据典型的临床症状和体征肺炎诊断不难。诊断中注意以下问题。

1.病原体诊断

病原体的分离及其药敏结果对治疗意义重大,临床上尽量提高病原体阳性分离率,包括应用抗生素前采样培养,首选无菌部位培养(血、胸腔积液、肺穿刺液等),或者支气管灌洗液送培养。痰标本取深部气管分泌物,同时考虑到痰标本可能高达 30%存在正常定植菌及污染可能,必须结合培养结果和临床表现综合分析,必要时反复培养。咽拭子和鼻咽分泌物培养只能代表上呼吸道存在的细菌,并不代表下呼吸道病原。国内外报道最高大约只有 50%的细菌性肺炎可以确诊病原体诊断,而血培养的阳性比例只有 10%～15%,胸腔积液阳性比例只有大约 30%。

2.肺炎的并发症诊断

细菌性肺炎可能的并发症及常见病原菌。

(1)肺部并发症:细菌性肺炎易合并脓胸、脓气胸、肺大疱等肺部并发症,治疗过程中一旦出现发热反复或突发的呼吸困难、胸痛、烦躁、发绀,要考虑并发症可能。

(2)重症肺炎常合并多个肺外器官受累。

①肺炎相关性脑病的早识别:高颅内压伴脉搏减慢有重要的早期诊断价值。婴幼儿发生呕吐较早,多见于晨起时,可呈喷射状,须与平时易吐奶者相鉴别。因颅内压增高,年长患儿诉头痛重,但常因患儿迅速转入意识障碍使得医师无法获得该主诉。重症肺炎并发脑病症状患儿一般不宜做腰穿检查,以免脑疝形成。

②注意机体内环境紊乱造成肺炎病情恶化,包括有效循环血量、酸碱平衡、水电解质、血糖等状态有无异常。肺炎患儿除可能发生呼吸性酸中毒、乳酸性酸中毒外,还可能发生低钠血症、呼吸性碱中毒、低钾血症、高血糖等。

③注意休克和DIC的早识别:重症肺炎常存在代谢性酸中毒、电解质紊乱等,加之呕吐、腹泻,有效循环血量更加不足,血液高凝,可能发生休克和DIC。小婴儿有效血容量不足时,需要从病史、体征和辅助检查等方面综合判断,对扩容治疗的反应是重要的验证手段。心率和呼吸增快机制的分析:应避免静止、简单地只用呼吸、心率绝对值作为判断呼吸衰竭和心力衰竭主要指标,也要避免以单次的血气或床边多普勒超声心动测定数值作为呼吸衰竭、心力衰竭的唯一判断指标。应结合整体情况全面分析、动态评价。

六、鉴别诊断

1.病毒性肺炎

以婴幼儿多见,常有流行病学接触史,发病前常有上呼吸道症状,多数有喘息。胸片早期以肺纹理增粗为主,后期亦可出现片状浸润,外周血白细胞正常、稍升高($<1500/mm^3$)或降低。CRP正常或稍升高。抗生素治疗无效。

2.肺结核

肺结核多有全身中毒症状,如午后低热、盗汗、乏力等;胸片示肺上叶尖后段和下叶背段,可有空洞或肺内播散;痰中找到结核分支杆菌可确诊,血抗结核抗体、胸腔积液 γ-干扰素、血 T-SPOT 可协助诊断。

3.急性肺脓肿

早期与肺炎链球菌肺炎症状相似。但后期肺脓肿患者咳大量脓臭痰,影像学可见脓腔及气液平。

4.肺癌

多无急性感染症状。肺癌常伴阻塞性肺炎,抗感染治疗效果差。纤维支气管镜、肺穿刺活检病理、痰脱落细胞学检查可确诊。

5.非感染性肺病

如哮喘、异物吸入、吸入性肺损伤、自发性气胸、肺间质纤维化、肺嗜酸性粒细胞浸润症、肺水肿、肺不张、肺血管炎等。

6.肺外疾病

如白血病浸润、充血性心力衰竭、代谢性酸中毒代偿性呼吸急促(如糖尿病酮症酸中毒)。

七、治疗

1.一般治疗

(1)保持室内安静,温度 20℃左右,湿度 60%。

(2)保持呼吸道通畅:及时清除上呼吸道分泌物,变换体位以利排痰。

(3)加强营养:易消化富含蛋白质维生素饮食,不能进食者给予静脉营养。

2.病原治疗

考虑到高达 50%患儿查不出病原菌,同时细菌培养及药敏试验存在滞后性。所以,对儿童肺炎的治疗仍多为经验性选择。

有效和安全是选择抗生素的首要原则,选择依据是感染严重度、病程、患儿年龄、原先抗生素使用情况和全身脏器(肝、肾)功能状况等。学龄前儿童社区获得性肺炎(CAP)以病毒感染多见,不建议常规给予抗生素。对怀疑细菌性肺炎的患儿,选择抗生素应覆盖最常见病原菌,包括肺炎链球菌、流感嗜血杆菌和金黄色葡萄球菌及非典型微生物,轻症肺炎可在门诊给予口服抗生素,不强调抗生素联合使用。3 个月以下小儿有沙眼衣原体肺炎可能;而 5 岁以上者肺炎支原体肺炎、肺炎衣原体肺炎比率较高,故均可首选大环内酯类;4 个月至 5 岁尤其重症者,必须考虑肺炎链球菌肺炎,应该首选大剂量阿莫西林或阿莫西林+克拉维酸,备选有头孢克洛、头孢羟氨苄、头孢丙烯、头孢呋辛、头孢地尼、头孢噻肟、头孢曲松、新一代大环内酯类抗生素等。如考虑金葡菌肺炎,应首选苯唑西林、氯唑西林,万古霉素应该保留为最后的选择而不宜一开始就无区分地选用。

重度 CAP 应该住院治疗,重度肺炎视具体情况可选用下列方案之一:①阿莫西林加克拉维酸或氨苄西林加舒巴坦;②头孢呋辛、头孢曲松或头孢噻肟;考虑细菌合并支原体或衣原体肺炎,可以联合使用大环内酯类＋头孢曲松/头孢噻肟。

轻度院内感染性肺炎(HAP)伴有危险因素存在或重度 HAP,应考虑厌氧菌、产超广谱 β-内酰胺酶(ESBLs)革兰阴性肠杆菌、铜绿假单胞菌、真菌等可能,初始经验选用广谱抗生素,但同时必须注意个体化。肠杆菌科细菌(大肠埃希菌、肺炎克雷白杆菌、变形杆菌等),不产 ESBLs 者首选头孢他啶、头孢哌酮、头孢吡肟、替卡西林＋克拉维酸、哌拉西林＋三唑巴坦等,产 ESBLs 菌首选亚胺培南、美罗培南、帕尼培南。厌氧菌肺炎首选青霉素联用克林霉素或甲硝唑,或阿莫西林、氨苄西林。真菌性肺炎首选氟康唑(针对隐球菌、念珠菌、组织胞浆菌等)、伊曲康唑(针对曲霉菌、念珠菌、隐球菌),备选有两性霉素 B 及其脂质体、咪康唑等。伏立康唑、卡泊芬净等儿科尚无足够经验。

3.肺部并发症的治疗

一旦引流液明显减少,应考虑尽早停止胸腔引流,对于金黄色葡萄球菌脓胸、肺炎链球菌肺炎或流感嗜血杆菌脓胸患儿,通常的引流时间为 3～7 天。脓胸患儿需延长抗生素疗程,并随诊;比较成人,儿童脓胸需要手术行脓胸剥离术的比例低。肺大疱通常无须特殊治疗。

4.对症治疗

(1)心力衰竭的治疗原则:镇静、吸氧、利尿、强心,应用血管活性药物。呋塞米(速尿)静脉用,减轻体内水钠潴留,减轻心脏前负荷。强心药可选用快速洋地黄制剂(如地高辛或毛花苷丙)静脉缓注,但考虑到由于存在缺氧、心肌损害、离子紊乱等因素,洋地黄药物剂量应减少 1/3～1/2。血管活性药物可选用酚妥拉明、多巴胺、多巴酚丁胺等。静脉用酚妥拉明每次 0.3～0.5mg/kg(儿童最大剂量每次不超过 10mg),每天 2～3 次,有利于改善心肺循环,减轻肺水肿,有利于心力衰竭恢复。

(2)肺炎相关性脑病:早发现,主要是降颅内压,选用甘露醇,剂量一般为每次 0.5～2.0g/kg,由于重症肺炎常合并心、肺功能不全,建议小剂量多次给予,可选用每次 0.5g/kg,每 3～4 小时一次,可配合静脉用地塞米松和呋塞米。此时补液原则是快脱慢补,以防脑水肿继续加重,待病情好转、尿量大增可选择快补慢脱。一般在症状改善或消失后,上述三药可酌情再用几天,然后于短期内分别撤除。

(3)胃肠功能衰竭的治疗:早发现,早干预。

①中毒性肠麻痹:禁食、胃肠减压(胃管排气或肛管排气),药物可选用:新斯的明,每次 0.045～0.060mg/kg,皮下注射;或酚妥拉明,每次 0.2～0.5mg/kg,肌内注射或静脉滴注,每 2～6 小时一次。亦可连用酚妥拉明,改善微循环。

②消化道出血:1.4％碳酸氢钠溶液洗胃,然后用甲氰咪胍 10～20mg/kg 注入

胃内,保留 3～4 小时,一般可用 1～2 次。如有大出血时应及时输血,止血剂可选用云南白药、凝血酶、氨甲环酸等。

（4）维持体液平衡、内环境稳定:总液体量以 60～80mL/(kg·d)为宜,对高热、喘息重者可酌情增加。液体选择 4:1 或 5:1 液,热量供给至少 210～250J/(kg·d)。注意纠正低钾、低钠。

（5）肾上腺皮质激素:适用于中毒症状明显;严重喘息;胸膜有渗出;合并感染性休克、脑水肿、中毒性脑病、呼吸衰竭者。可选用氢化可的松 5～10mg/(kg·d)或地塞米松 0.1～0.3mg/(kg·d),静脉滴注,疗程 3～5 天。

八、预防

肺炎是可防可控疾病。WHO 于 2007 年提出"肺炎预防和控制全球行动计划"（GAPP）,指出免疫、充分的营养以及通过处理环境因素和病例管理可预防和控制肺炎。其中疫苗接种是有效的预防肺炎方法,目前已证实多种疫苗包括:b 型流感嗜血杆菌、肺炎球菌、麻疹和百日咳疫苗是有效的预防肺炎的内方法。病例管理可降低现症肺炎死亡率和传播几率。鼓励新生婴儿的最初 6 个月纯母乳喂养,适当补充锌剂有利于预防肺炎和缩短病程。以下环境因素增加儿童患肺炎风险:室内空气污染与生物质燃料做饭和加热（如木材或粪）;家庭生活环境拥挤;父母吸烟,应避免。

九、预后

无败血症的肺炎患儿,死亡率低于 1%。死亡病例主要见于有严重基础疾病患儿或合并严重并发症者。个别患儿可能留有机化性肺炎或慢性限制性肺病。

第六节　病毒性肺炎

病毒性肺炎是指各种病毒感染引起的肺部炎症,通常累及肺间质,X 线表现为间质性肺炎。引起肺炎的常见病毒包括呼吸道合胞病毒（RSV）、副流感病毒、流感病毒、腺病毒等,其中最常见和临床表现最具特征性的病毒性肺炎是 RSV 肺炎和腺病毒肺炎。

一、呼吸道合胞病毒肺炎

(一)概述

呼吸道合胞病毒(RSV)肺炎是最常见的病毒性肺炎。RSV 只有一个血清型,但有 A、B 两个亚型,我国不同地区呈现 A、B 亚型交替流行趋势。本病多见于婴幼儿,尤其多见于 1 岁以内的小儿。一般认为其发病机制是 RSV 对肺的直接侵害,引起间质性炎症,而非变态反应所致,与 RSV 毛细支气管炎不同。

(二)病因

RSV 为副黏病毒科肺炎病毒属、单股负链 RNA 病毒,大小约 150nm,为球形或丝状,病毒表面有脂蛋白组成的包膜,包膜上有由糖蛋白组成的长 12~16nm 突出物。包膜表面的 G 和 F 蛋白介导病毒入侵气道上皮细胞,具有免疫原性,能使机体产生中和抗体。

在婴儿体内,RSV 首先繁殖于咽部,以后延及支气管、细支气管,引起支气管和细支气管的上皮细胞坏死,最后侵犯肺泡。纤毛功能和保护黏液膜受到破坏,最后侵犯肺泡。在气管黏膜层充满空泡样环状细胞,上皮层内有淋巴细胞和浆细胞的渗出,支气管周围单核细胞浸润,细支气管被黏液、纤维素及坏死的细胞碎屑堵塞;小支气管、肺泡间质及肺泡内亦有炎症细胞浸润。由于支气管梗塞,可继发肺气肿、肺不张。

(三)临床表现

RSV 感染临床表现与年龄关系密切。新生儿常呈不典型上呼吸道症状,伴嗜睡、烦躁;2~6 个月婴儿常表现为毛细支气管炎、喘憋性肺炎;儿童、成人则多见上呼吸道症状;大部分感染 RSV 的患儿可以在家里观察治疗,当出现呼吸频率增加(尤其是>60 次/分),吸气性三凹征、发绀或鼻翼扇动,尿量减少,则提示病情加重或全身恶化,需要及时就诊。

本病在临床上可分为潜伏期、前驱期、喘憋期、肺炎期及恢复期,病程 3~7 天。潜伏期 3~5 天,可出现上呼吸道的症状如鼻炎、咽炎。发热一般不高,很少超过 39℃,甚至可不发热。经 1~2 天出现呼吸困难,表现为阵发性喘息,以呼气性呼吸困难为主,唇周发绀和烦躁不安,严重时呼吸可达 60~80 次/分,有鼻翼扇动和吸气时三凹现象,两肺可闻及喘鸣音和中细湿啰音。甚至出现阻塞性肺气肿,表现为胸廓膨隆,肋间隙增宽;叩诊呈过清音,阻塞严重时呼吸音降低。由于肺部膨胀,膈肌下移,肝、脾被推向下方,而被误诊为心力衰竭引起的瘀血性肝大。由于过度换气加上喘息,呼吸困难,不能吮乳,常伴有脱水。较大年龄儿患 RSV 肺炎时,以非喘息型为主,其临床表现与其他病毒性肺炎相似。

(四)辅助检查

1.血常规

一般在正常范围内,50%以上的患儿白细胞总数低于 $10 \times 10^9/L$。70%以上患儿中性粒细胞少于 50%。

2.血气分析

主要表现为 PaO_2 减低。

3.肺部 X 线检查

胸片多数有小点片状阴影或条絮影,部分患儿有不同程度的肺气肿。

4.病原学检查

(1)免疫荧光法:目前已有免疫荧光试剂盒早期、快速检测患儿鼻咽抽吸物中脱落上皮细胞的 RSV 抗原。

(2)反转录聚合酶链反应(RT-PCR):RT-PCR 是目前诊断 RSV 的方法之一。

(3)病毒分离及鉴定:鼻咽部抽吸采样法(NPA)和床边接种比鼻咽拭子(NPS)和非床边接种的分离阳性率高。组织培养常用 HeLa、Hep2、KB、人胚肾或羊膜细胞、猴肾细胞等,细胞病变的特点是出现融合区和融合细胞,HE 染色可见数十个核聚集在一起或围绕在多核巨细胞周围,胞质内可见嗜酸性包涵体,抗 RSV 血清可抑制细胞病变的出现,可用 CF、IFA 等鉴定病毒。

(五)诊断

根据临床表现和患儿的年龄以及发病季节、流行病史,胸片表现为支气管肺炎和间质性肺炎的改变,尤其是实验室检查获得 RSV 感染的证据,不难做出诊断。

(六)鉴别诊断

RSV 肺炎症状与其他呼吸道病毒肺炎如副流感病毒肺炎、轻症流感病毒肺炎在临床上无法区别,诊断主要依据病毒学检测结果。

(七)治疗

RSV 肺炎的基本处理原则:监测病情变化,保持病情稳定,供氧以及保持水电解质内环境稳定。

至今尚无抗 RSV 的特效药物,可酌情采用利巴韦林(三氮唑核苷)雾化吸入抗病毒治疗。

(八)预防

目前尚无预防 RSV 感染的有效疫苗。帕利珠,一种单克隆抗体,作为被动免疫方式逐渐发展并取代 RSV 免疫球蛋白,可降低 RSV 感染导致的住院率,同时能明显降低重症发生率。预防感染的方法包括:洗手;尽量避免暴露于被动吸烟环境与污染环境;避免接触感染者及感染物品;提倡母乳喂养;针对高危患儿预防性使用帕利珠单抗。

空气和尘埃并非院内感染的主要途径,在呼吸道疾病高发季节,有效预防院内感染依靠对该问题的高度重视以及积极遵守综合防止交叉感染策略。

RSV 肺炎一般较轻,单纯病例 6～10 天临床恢复,极少死亡。

二、腺病毒肺炎

(一)概述

腺病毒肺炎为腺病毒感染所致,目前腺病毒共有 64 个血清型,引起婴幼儿肺炎最常见的为 3、7 型,7 型有 15 个基因型,其中 7b 所致的肺炎临床表现典型而严重,可引起闭塞性细支气管炎。从 20 世纪 80 年代后期至今 7b 已渐被 7d 取代,而7d 引起的肺炎相对较轻。腺病毒肺炎曾是我国小儿患病率和死亡率最高的病毒性肺炎,占 20 世纪 70 年代前病毒性肺炎的第一位,现被 RSV 肺炎取代。

(二)病因

由腺病毒,主要是 3、7 型腺病毒引起,11 型及 21 型也可引起。冬春两季多发。病理改变重,范围广,病变处支气管壁各层均有破坏,肺泡亦有炎性细胞浸润,致使通换气功能障碍,终而导致低氧血症及二氧化碳潴留。病情迁延者,可引起严重的肺功能损害。

(三)临床表现

本病多见于 6 个月至 2 岁婴幼儿。

1.潜伏期

3～8 天。一般急骤发热,往往自第 1～2 天起即发生 39℃ 以上的高热,至第3～4 天多呈稽留或不规则的高热;3/5 以上的病例最高体温超过 40℃。

2.呼吸系统症状

大多数患儿自起病时即有咳嗽,往往表现为频咳或轻度阵咳。呼吸困难及发绀多数开始于第 3～6 天,逐渐加重;重症病例出现鼻翼扇动、三凹征、喘憋(具有喘息和憋气的梗阻性呼吸困难)及口唇指甲青紫。初期听诊大都先有呼吸音粗或干啰音,湿啰音于发病第 3～4 天后出现。重症患儿可有胸膜反应或胸腔积液(多见于第 2 周)。

3.神经系统症状

一般于发病 3～4 天以后出现嗜睡、萎靡等,有时烦躁与萎靡相交替。在严重病例中晚期出现半昏迷及惊厥。部分患儿头向后仰,颈部强直。

4.循环系统症状

面色苍白较为常见,重者面色发灰。心律增快。重症病例的 35.8% 于发病第 6～14 天出现心力衰竭。肝脏逐渐肿大,可达肋下 3～6cm,质较硬,少数也有脾大。

5.消化系统症状

半数以上有轻度腹泻、呕吐,严重者常有腹胀。

6.其他症状

可有卡他性结膜炎、红色丘疹、斑丘疹、猩红热样皮疹,扁桃体上石灰样小白点的出现率虽不高,但是也是本病早期比较特殊的体征。

(四)辅助检查

(1)血常规:白细胞总数在早期均减少或正常,小部分病例可超过 $10 \times 10^9/L$,以淋巴细胞为主。有继发细菌感染时,白细胞可升高,且中性粒细胞也增加。

(2)血液气体分析:主要表现为 PaO_2 减低,$PaCO_2$ 有增高的现象,在缺氧程度较明显的病例中表现显著。

(3)在肺部体征不明显时,X 线胸片已有改变。轻症仅表现为支气管周围炎。一般病例以大病灶改变为主,右侧多于左侧;小病灶改变分布于两肺的内中带及两侧下部。随着病情发展,病灶密度增高,病变也增多,分布较广,有的互相融合成大病灶状。部分病例在病的极期可有胸膜反应或胸膜腔积液,量不多。个别可见到肺气肿、肺不张。部分轻症病例肺部阴影在 1～2 周吸收。严重者病变大都在 2 周后开始消退,3～6 周后才完全吸收。腺病毒肺炎的轻症病例,肺部 X 线表现与一般支气管肺炎相似。病程为 10 天左右。

(4)病原学检查。

①分离培养:标本应尽早从感染部位采集。采集患者咽喉、眼分泌物,粪便和尿液等,加抗生素处理过夜,离心取上清接种敏感细胞(293、Hep-2 或 HeLa 细胞等),37℃孵育后可观察到典型 CPE,即细胞变圆、团聚、有拉丝现象,最突出的表现是许多病变细胞聚在一起呈葡萄串状。

②病毒鉴定:用荧光标记的抗六邻体蛋白抗体与分离培养细胞作用来鉴定腺病毒,也可用血凝抑制(HI)试验或中和试验(NT)检测属和组特异性抗原并鉴定病毒的血清型。

③PCR可用于腺病毒感染的诊断,引物设计主要根据腺病毒六邻体、VAⅠ和VAⅡ编码区序列,能检测所有血清型。

④血清学检查:常用血清学方法包括 IF、CF、EIA、HI 及 NT 等试验,采取患者急性期和恢复期双份血清进行检测,若恢复期血清抗体效价比急性期增长 4 倍或以上,即有诊断意义。快速检测血清可用 ELISA 法或乳胶凝集试验。

（五）诊断

根据临床症状:①持续高热、咽峡炎、结膜炎和麻疹样的皮疹;②肺部体征往往在高热 4～5 天后出现,可听到中细湿啰音;③在肺部体征不明显时,X 线改变即可出现;④用抗生素治疗不见好转,病情逐渐加重。出现以上临床表现时可疑为腺病毒肺炎。

诊断困难的病例,实验室检查可能有帮助。常用的实验室诊断方法有:①从患儿咽拭子或鼻洗液标本培养腺病毒,后者的阳性率较咽拭子培养的阳性率要高,方法可靠,但需 7～14 天方有结果;②早期快速诊断,常用的有效方法是免疫荧光法和 PCR 法。

（六）鉴别诊断

本病需与麻疹肺炎、肺结核病等鉴别。早期临床症状为发热、咽峡炎、结膜炎和麻疹样皮疹,需与麻疹鉴别。如有麻疹的接触史、发热 3～4 天后口腔黏膜出现 Koplik 斑。咽部脱落细胞直接、间接免疫荧光抗体检查和免疫酶标抗体法检测患儿的咽部脱落细胞中腺病毒抗原,均为阴性时,则应考虑为麻疹感染。

此外,肺结核原发综合征、粟粒型肺结核、干酪样肺炎需与腺病毒肺炎鉴别。在以上结核感染时,临床表现如高热持续不退,有时也可出现呼吸困难、发绀,用抗生素治疗无效等,需与腺病毒肺炎鉴别。在肺结核时,肺部物理检查体征不如腺病毒肺炎明显,并可结合结核接触史及结核菌素试验等来鉴别。

（七）治疗

至今尚无抗腺病毒的药物。综合治疗是治疗腺病毒肺炎的主要治疗措施,包括对症治疗以及治疗在病情发展中不断出现并发的危重症状。减轻呼吸道阻塞、缓解呼吸困难及缺氧等都很重要。

（八）预后

病情的严重程度与病毒型的毒力有关,如 7 型较 3 型为重,有免疫功能缺陷的患儿,感染腺病毒时,病情较重。有许多报道关于腺病毒和流感病毒、麻疹病毒和其他病毒之间有交相感染,相互影响的作用。在流感流行时,常可见腺病毒感染的病例出现。麻疹感染时易合并腺病毒感染,实际上一部分麻疹肺炎由腺病毒感染所致,此时病情较严重,预后不良。年龄与严重程度也有关系,一般情况下年幼儿腺病毒感染往往较年长儿为重。

腺病毒肺炎后的肺组织受到严重破坏,病变的恢复、吸收过程需要数周至数个月。少数可延长至数年尚留有肺部后遗症,如闭塞性毛细支气管炎、支气管扩张、肺气肿、肺心病、肺不张、肺纤维化等。集体机构有腺病毒感染时,需采取隔离措施。对咽部病毒阳性持续时间进行观察,患儿的隔离期应为2周或延至热退。

第七节　肺炎支原体肺炎

一、概述

肺炎支原体肺炎是由肺炎支原体(MP)感染所致的肺部炎症,以咳嗽、发热为主要临床表现。MP感染可表现出一系列的症状和体征,范围从无症状的感染到严重的潜在致命性肺炎或肺外表现。本病可在世界范围内发生,全年发病,以秋冬季多发,也可在人口密集区暴发流行。儿童及青少年是MP的易感人群,有国外资料研究表明,MP感染与年龄和患者的免疫状态有一定关系,3岁以下发病率较低,学龄期儿童发病率最高;MP肺炎分别占5～9岁和9～15岁全部肺炎患儿的33%和70%,在流行期尚可出现更高的发病率。然而,随着人群经历过更长周期的流行,易感组的年龄分布可能会有变化,比如,近年来呈现出越来越低龄化的趋势,年龄小于5岁的儿童也有患MP感染的易感因素。由于MPP在治疗上的特殊性,延误治疗时机有可能造成多系统(器官)的受累,使病情迁延,严重者危及生命。近年来MP肺炎肺外并发症的增多已引起人们的高度重视,因此全面了解本病的特点,对早期诊断、及时治疗至关重要。

二、病因

MP为本病的病原。支原体是一群介于细菌与病毒之间,目前所知能独立生活的最小微生物。无细胞壁,能通过滤菌器。支原体在自然界分布广泛,种类很多。人类、家畜、家禽中皆可分离出,其中有些对特定宿主有致病性。迄今从人呼吸道中有5种支原体被分离出,肺炎支原体(MP)便是其中之一(其他4种无致病性)。MP对热和干燥非常敏感。4℃可活1天,56℃很快灭活。冻干时能长期保存。对脂溶剂、去垢剂、石炭酸、甲醛等常用消毒剂敏感。病理改变主要是支气管、毛细支气管和肺间质炎症。光镜下可见管壁间质水肿，充血，有淋巴细胞、单核细胞、浆细胞在细支气管周围的浸润和细支气管腔内以中性粒细胞为主的渗出（细胞性细支气管炎）。管腔内充满白细胞及脱落上皮细胞。电镜下可见纤毛上皮细胞的纤毛脱落，微纤毛缩短。肺泡腔内也可见渗出和水肿，肺泡壁增厚。胸膜可有点状纤维素性渗出，可伴胸腔积液。有报道尸检可见弥漫性肺泡坏死和透明膜变，DIC 或多发性血管内血栓形成和栓塞。虽然通过肺外损伤的组织和经胸肺部排出物可得出阳性的 PCR 结果，但肺炎支原体感染在病理组织中的直接证据是有限的。在被感染的动物模型中，肺炎支原体在气道上皮细胞内和细胞下均不能被发现。

三、临床表现

MP 肺炎一般起病缓慢，潜伏期为 2～3 周，亦可见急性起病者。首发症状多为发热和咳嗽，较大儿童常伴有头痛、咽痛、肌痛、倦怠、食欲缺乏、全身不适等。热型不定，多数患儿起病时体温＞38℃，常持续 1～3 周；病后未得到正确治疗、有肺外并发症存在、合并混合感染时，发热持续时间明显延长。

早期为刺激性干咳，有时呈百日咳样咳嗽。其机制可能与 MP 释放的一种ADP 核酸分解和形成空泡的毒素（社区获得性呼吸窘迫综合征毒素）有关；该毒素与百日咳毒素等其他细菌的毒素享有同源性，可使细胞发生变性，引起儿童百日咳样的慢性咳嗽等症状。

MP 感染后的临床症状与宿主对入侵 MP 的免疫反应有关；拥有更成熟免疫系统的较大年龄组儿童其临床症状常比 5 岁以下儿童严重。近年来，MP 所致的肺外并发症日益引起重视，涉及多个系统。如：皮肤受累（各型皮疹）；心血管受累（心肌炎、心包炎等）；血液系统受累（血管内凝血、溶血性贫血、血小板减少性紫癜等）；神经系统受累（脑炎、脑膜炎、脑神经损害、瑞氏综合征、脑栓塞、Gullai-Barre综合征等）；肌肉关节损害（肌肉痛、关节炎等）；泌尿系统受累（一过性血尿、蛋白尿、尿少、水肿等）；胃肠系统受累（恶心、腹痛、呕吐等）。肺外表现常发生在起病后2 天至数周，也有一些患者肺外并发症较明显而呼吸道症状却较轻微。肺外表现主要是由于获得性免疫反应的紊乱引起。MP 肺炎可合并混合感染，如其腺病毒、细菌、真菌、结核等，此时将病情加重，病程延长；严重者可危及生命。

四、辅助检查

1.实验室常规检查

(1)外周血白细胞计数多为正常或偏高,以中性粒细胞为主;极个别者也有减少或呈类白血病反应。重症病例中可出现淋巴细胞减少。

(2)CRP 增高,ESR 明显增快,PCT 多正常。C 反应蛋白可能与检查时肺损伤的严重程度相关。

(3)血气分析与临床表现及胸片改变不平行,即使有大片实变,血气分析也可正常。

2.MP 特异性检查

(1)MP-IgM 检测:是目前临床最常用的特异诊断方法,一般认为 MP-IgM＞1∶160有较高的诊断价值。但是,MP 感染早期、6 个月以下的婴儿、重复感染、抗菌药物早期应用及体液免疫缺陷或受抑制可影响 IgM 的检测阳性率。

(2)MP-IgG 检测:需要检测急性期和恢复期双份血清,如有 4 倍以上的升高或下降到原来的 1/4 可作为 MP 感染的确诊依据。但是,检测 MP-IgG 无早期诊断价值,可供回顾性诊断,是病原学追踪的较好手段。

由于双份血清检查可行性差且不能早期诊断,因而单份血清特异性 IgM 抗体的明显升高是目前临床诊断 MP 感染的主要实验室依据。近年来临床上较多采用颗粒凝集法测定 IgM 抗体。

(3)MP-PCR 检测:PCR 的快速检测技术已经在临床开展,为早期诊断提供了新的手段。采用 PCR 技术可对鼻咽标本、痰、肺泡灌洗液、胸腔积液中的 MP 进行检测,敏感性和特异性均佳,尤其是荧光定量实时 PCR,可对 MP 感染做出早期诊断。

不过,由于 MP 可在健康携带者中存在,样本采集的部位和检测条件、技术等都会对 PCR 结果有一定的影响,因此该方法也有一定的局限性。PCR 及 MP-IgM 检测同时阳性时,诊断最为可靠。

3.影像学检查

MP 肺炎的早期肺部体征往往和肺部 X 线征象不相平行,常常表现为肺部闻不到啰音而胸片改变已很明显。因此临床上如怀疑 MP 肺炎,应及早行胸部 X 线检查。MP 肺炎的影像学改变呈多样性。可表现为常见的支气管肺炎性改变、与病毒性肺炎类似的间质性改变及与细菌性肺炎相似的节段性或大叶性肺炎类型。

支气管肺炎性改变:常见于右肺中、下野;间质性肺炎改变:两肺呈弥漫性网状结节样阴影;大叶性肺炎改变:呈大片密度增高影,以右下肺多见;合并胸膜炎时可见胸腔积液改变。此外,还有单纯的肺门淋巴结肿大型;少数还可见支气管壁增厚和马赛克征改变。近年来,坏死性肺炎也可在少部分 MP 肺炎患儿发生,肺 CT 可见坏死空洞形成。胸部 X 线异常持续的时间与病变性质有关,肺叶实变较间质病变吸收慢,合并混合感染时吸收慢。

4.支气管镜检查

病变支气管黏膜充血、肿胀,严重者可见糜烂甚至坏死;有的患者可见大量黏液分泌物阻塞气道;病变时间长者可出现气道腔变窄。

五、诊断

1.抓住本病临床特点

(1)好发年龄及症状:学龄期儿童发病率最高,首发症状多为发热和咳嗽;早期为刺激性干咳,有时呈百日咳样咳嗽。一般无明显中毒症状,呼吸困难少见。

(2)注意临床症状和体征的不平衡。①"症状重,体征轻":表现为高热持续不退,咳嗽剧烈,精神不振等,但胸片示肺内炎变不重,听诊啰音不明显;②"症状轻,体征重":表现为高热消退较快,咳嗽不剧烈或仅轻咳,精神状况良好,无呼吸困难,但胸片示肺内炎变重,可见大片实变影,听诊可闻及管状呼吸音或明显啰音。该特点可与细菌性肺炎相鉴别,细菌性肺炎的症状与体征通常是平行的。

(3)胸腔积液特点:MP 肺炎合并胸腔积液者较多见,一般右侧明显多于左侧,积液外观淡黄,非脓性;胸腔积液气体分析显示,pH、PO_2、PCO_2、HCO_3^- 基本正常;而细菌感染则呈脓性外观,气体分析呈明显的代谢性酸中毒改变,pH、PO_2、HCO_3^- 均明显降低,PCO_2 明显升高。

2.注意分析特异性检查

MP-IgM 的阳性率在病初 1～2 周内很低,有报道,病程在 1～6 天 IgM 的阳性率为 7%～25%,病程在 7～15 天时其阳性率为 31%～69%,超过 16 天时阳性率为 33%～87%。此外还受机体免疫状态、病情、应用激素等影响而呈假阴性,因此临床上应该进行动态监测。不少经临床及实时定量 PCR 确诊的 MP 肺炎患儿,仅在出院前的最后 1 次 MP-IgM 检测才出现阳性,推测可能与机体免疫状态的影响有关。有资料显示,大约 30% 的 MP 肺炎患儿出现由 IgM 阴性转为 IgM 阳性的血清转换,他们与入院后两份血清的抗体滴度逐渐升高的患儿相比,肺部损伤更严重;在一些患者中血清转换的时间常发生在 1 周以后。如果研究者只选择 IgM 阳性的患者,那么他们可能漏掉了即将进展为重症临床表现的患者。因此,对疑有 MP 感染的肺炎儿童,尤其是对于重症病例,必须对 MP-IgM 进行动态检测。

3.高度关注 MP 与哮喘的关系

MP 感染可诱发哮喘、使哮喘恶化或使哮喘难以控制。在 MP 急性感染期间,可引起哮喘和非哮喘患者的肺功能减低;21% 的哮喘患者在哮喘恶化期间有 MP 感染的证据。现认为,MP 的慢性感染对哮喘患者的恶化可能起着重要的作用。MP 感染后,可通过对气道纤毛上皮细胞的黏附,引起上皮细胞破坏和纤毛功能损伤;此外,MP 在破坏的呼吸道黏膜上皮吸附,也能作为一种特异性抗原,造成气道的变态反应炎症;MP 感染还可增加哮喘气道的炎症反应,激发气道变态反应的敏感性。因此,对有哮喘病史的 MP 肺炎患儿,要注意联合抗哮喘治疗,以免诱发哮喘发作。对无哮喘病史患儿,如果 MP 肺炎期间出现了首次喘息,要日后密切随访;因为 MP 可作为诱发因素诱发具有哮喘潜质的患儿喘息发作。

六、鉴别诊断

需与其他病原微生物所致肺炎相鉴别。

七、治疗策略

1.治疗原则

采取综合治疗措施。保持气道通畅、积极控制感染、加强支持疗法、及时对症处理、预防和治疗并发症。

2.一般治疗

经常通风换气,保持室内空气流通。充分休息,给予热量丰富,富含维生素并易于消化吸收的食物,保证营养及水分摄入。保持呼吸道通畅。防止交叉感染,注意隔离。

3.抗生素治疗

MP 对大环内酯类、四环素类及喹诺酮类抗生素高度敏感。由于应用四环素类药物可引起四环素牙,喹诺酮类药物可损伤软骨生长等,因此在 MP 感染的儿童中只推荐应用大环内酯类药物,包括红霉素、克拉霉素、罗红霉素和阿奇霉素等。感染 MP 的儿童,体外 MP 菌株对大环内酯类药物耐药者,其发热持续时间较对大环内酯类药物敏感者显著延长。

红霉素静脉输入为首选，剂量 $30mg/(kg\cdot d)$；疗程为 2～3 周（包括后期口服），如临床症状未消失还需继续用药。对怀疑细菌和肺炎支原体等不典型微生物混合感染者，需青霉素类/头孢菌素类抗生素和大环内酯类抗生素联合应用。

4.对症治疗

（1）吸氧：有缺氧症状或 $SaO_2\leqslant 92\%$ 时需吸氧。轻者鼻导管低流量吸氧，0.5～1L/分钟；重者需面罩给氧，2～4L/分钟，吸入氧浓度不要过高，以 50%～60% 为宜。

（2）退热与镇静：高热时予以药物或物理降温，以防惊厥发生并能减慢心率及呼吸频率。

（3）保持气道通畅：口腔分泌物或痰液应随时吸出，尤其是小婴儿；痰液黏稠者可予以盐酸氨溴索药物治疗，静脉或雾化吸入均可。对有喘憋或有明显支气管痉挛者，治疗上同支气管哮喘急性发作的处理。

（4）合并 MP 脑炎时需积极控制惊厥、降低颅内压，防治脑水肿，保护脑细胞。合并心力衰竭、呼吸衰竭、休克、DIC 的治疗。及时纠正水、电解质及酸碱平衡紊乱。

（5）并发症治疗：胸腔积液明显者，需予以胸腔穿刺排液，既有利于减轻呼吸困难，更有助于明确积液性质，以便正确指导治疗。少量胸腔积液时，如不影响呼吸可不必常规穿刺排液，除非病情需要明确积液性质。如果并发细菌感染，积液为脓性，脓汁量多、增长快或黏稠患儿，应采用胸腔闭式引流方法治疗。

（6）支气管镜治疗：对肺部实变重或合并肺不张，常规抗炎对症治疗无效且病情已经超过 10 天或 2 周以上时，可采用支气管镜直视下吸痰及灌洗治疗。气道狭窄者可据病情及条件酌情试用球囊扩张术治疗（操作者需具备该方面的成熟经验）。

5.肾上腺糖皮质激素的应用

目前对于激素在重症 MP 感染时的应用，多数学者持肯定意见；MP 感染引起的重症肺炎及肺外临床表现的致病机制均为免疫介导的，应用激素治疗有免疫调节和抗炎的作用；因此对于某些 MP 感染的患者应用免疫抑制剂进行治疗可能会有一定的疗效。不少研究显示，激素治疗儿童重症 MP 肺炎可以迅速改善其临床症状及肺部损伤，治疗反应良好。

（1）应用指证。重症肺炎的基础上，出现以下临床表现时可考虑使用全身性糖皮质激素：①高热或超高热；②合并严重脓毒症（脓毒症伴有器官功能障碍，如脓毒性脑病、心肌炎、呼吸衰竭等);③脓毒性休克;④伴有气道痉挛、严重喘憋;⑤合并大量胸腔积液;⑥肺部病变持续恶化。

（2）应用前要注意考虑的问题。鉴于全身性糖皮质激素在小儿重症肺炎应用的有效性目前尚缺乏大样本的循证医学依据以及全身性糖皮质激素可能给患儿带来的风险,因此,在考虑应用前一定要注意下列问题:①严格把握适应证,不能应用扩大化;②要对有效性和安全性进行系统评估,权衡利弊;③患儿当时的病情有无应用全身性激素的禁忌证;④应在有效的抗生素应用基础上使用。

（3）应用药物、剂量及疗程选择:目前临床上常用的全身性糖皮质激素的种类包括:氢化可的松、甲泼尼龙、泼尼松龙及地塞米松等。以上药物在抗炎活性及其副作用等方面各有不同,因此在选择具体药物前要充分考虑到药效学、药代学特点、患儿病情、基础疾病的影响及对药物的耐受性。剂量及疗程由患儿的基础情况及病情进展而定。

①甲泼尼龙:常规剂量 $1\sim2mg/(kg\cdot d)$,静脉输注,3～5 天;Tamura 等在重症 MP 肺炎儿童中使用的冲击剂量为 30mg/kg,每天 1 次,静脉注射,连用 3 天。

②地塞米松:$0.1\sim0.3mg/(kg\cdot d)$,静脉输注,疗程 3～5 天。

③琥珀酸氢化可的松:$5\sim10mg/(kg\cdot d)$,静脉输注,疗程 3～5 天。

④泼尼松龙:$1mg/(kg\cdot d)$,口服,连用 3～7 天,然后逐渐减量 1 周停药。

（4）药物的风险及预防:理论上糖皮质激素的应用会存在胃肠道出血倾向、增加多重感染机会、导致糖代谢紊乱等风险。糖皮质激素应在有效抗生素使用的同时应用,较长时间使用易继发真菌感染及其他激素并发症。不主张大量及长期使用;如病情特殊需要,则必须在认真评估利弊的基础上考虑是否应用,同时要对可能发生的相关并发症进行动态监测。

6.支持疗法

免疫力弱、营养不良及病情较重的患儿,可酌情给予人丙种球蛋白注射治疗,亦可输血浆;贫血患儿可据病情少量输血。给予热量丰富,富含维生素并易于消化吸收的食物;进食差者补充维生素 B、C 等多种维生素;有佝偻病或营养性贫血者及时补充维生素 D_2 及铁剂。

7.物理疗法

病情迁延,肺部啰音不易吸收者,可辅以超短波、红外线等肺部理疗,但疗效尚缺乏足够的循证医学证据。理论上,肺部理疗可使胸背皮肤受到刺激后充血,从而消减肺部瘀血,并能促进肺部渗出物的吸收和啰音的消失。

八、预防

轻症患者预后良好。重症、早期未及时恰当治疗、有肺外并发症发生、对 MP 耐药、合并混合感染的 MP 肺炎患儿,肺部炎症吸收慢。一般患者在 4 周炎症大部分吸收,8 周完全吸收。也有报道症状消失 1 年后胸片才完全恢复。合并坏死性肺炎时,肺部预后差。少数 MP 肺炎患儿日后可发展成闭塞性细支气管炎,预后不良。

第八节　衣原体肺炎

一、概述

衣原体肺炎是指由衣原体引起的急性肺部炎症。引起人类肺炎的衣原体有沙眼衣原体(CT)、肺炎衣原体(CP)和鹦鹉热衣原体(CPs)3 种,其中沙眼衣原体感染可导致沙眼、关节炎和泌尿生殖系统感染等多种疾病,其引起的肺炎多由受感染的母亲在分娩时传染,约 20% 受感染的婴儿发生肺炎,为 6 个月以内婴儿肺炎的主要病原之一。鹦鹉热是由鹦鹉热衣原体引起的人畜共患性疾病,受感染主要是吸入含有鹦鹉热衣原体的鸟粪、粉尘或与病鸟接触而致病,一般可导致肺炎,少数病例可导致全身感染。肺炎衣原体是近 10 余年得到证实的一种新的病原体,是 5 岁以上儿童及成人支气管炎和肺炎的常见病原之一,占 5 岁以上社区肺炎的 5%～20%,是仅次于肺炎支原体的非典型病原体。近年的流行病学和病原学研究显示,肺炎衣原体感染与心血管疾病相关,已引起各国学者的高度重视。

血清流行病学调查显示,肺炎衣原体在人群中的感染非常普遍,在世界范围内有 40%～90% 的人群肺炎衣原体抗体阳性。研究发现,肺炎衣原体感染率随着年龄的增加迅速上升,且没有性别差异,儿童感染率在 20% 左右,青壮年可达 50%～60%,老年人则高达 70%～80%,考虑到人群中肺炎衣原体阳性率很高,感染后抗体逐渐下降,估计所有的人都有可能一生某个时期感染肺炎衣原体,且再感染也很常见。肺炎衣原体感染具有散发和流行交替出现的周期性,散发通常持续 3～4 年,有 2～3 年的流行期,在流行期间可有数月的短暂暴发。患者之间传播间隔期平均为 30 天,在密集人群中流行可持续 6 个月。无症状的感染者在本病的传播上比患者更为重要。

二、病因

沙眼衣原体有 15 个血清型,其中 12 个血清型与沙眼和生殖道的感染有关;肺炎衣原体只有一个血清型,即 TWAR。肺炎衣原体与沙眼衣原体和鹦鹉热衣原体的 DNA 同源性在 95% 以上,具有相同的生活周期。

衣原体是一种介于病毒和细菌之间的微生物,既具有细菌又具有病毒的特点,与细菌相同的是其具有细胞壁,以二次分裂方式繁殖,有 DNA、RNA 和核糖体;与病毒相同的是其只在细胞内生长。衣原体属于严格细胞内寄生菌,因其不能合成三磷酸腺苷(ATP)或三磷酸鸟苷(GTP),必须依赖宿主细胞的 ATP,与其他细菌不同的是衣原体具有独特的两阶段生活周期,即具有感染性的原体(EB)和具有代谢活性的网状体(RB)两种形式。EB 是一种直径为 $200 \sim 400nm$ 的圆形小体,具高度传染性,与宿主细胞黏附以后,以内吞的方式进入宿主细胞,$8 \sim 18$ 小时以后,EB 经过分化形成直径为 $700 \sim 1000nm$ 的 RB,EB 和 RB 能够利用宿主细胞的能量,合成自己的 DNA、RNA 和蛋白质,以二分裂方式进行繁殖,$36 \sim 72$ 小时以后,RB 经过第 2 次分化,形成 EB。RB 和 EB 在宿主细胞囊泡内聚集形成胞质内包涵体。新增殖的 EB 以下面 3 种方式排出宿主细胞外:①受感染细胞裂解,释放新的EB;②宿主细胞胞吐 EB;③宿主细胞外排完整包涵体,其中后两种排出方式可以保留受感染细胞的完整,这是衣原体形成无症状感染和亚临床感染的主要原因。新排出的 EB 具有强的感染性,可以再次感染其他细胞,进入下一个感染周期。在经过抗菌药物、干扰素-γ 的治疗或营养物质缺乏的情况下,衣原体的代谢降低,可以长期在细胞内存在。以上衣原体的特殊的二阶段、较长时间的生活周期有利于病原体的生存,同时也是衣原体感染容易长期持续、亚临床感染多的基础,这也是针对衣原体治疗需要长疗程的原因。

由于衣原体肺炎很少引起死亡,其病理学变化所知甚少。活检显示衣原体肺炎主要为小叶性和间质性肺炎,肺泡和细支气管有单核细胞、嗜酸性粒细胞浸润,局部可有中性粒细胞聚集,可以伴有胸膜炎反应。严重的鹦鹉热肺炎可以出现细支气管及支气管上皮脱屑和坏死、肺组织坏死和肺门淋巴结肿大。

沙眼衣原体感染是发达国家最常见的性病之一,亦可引起非淋菌尿道炎或宫颈炎、盆腔炎,婴儿可以通过母亲产道时直接感染或眼部感染衣原体后通过鼻泪管侵入呼吸道引起肺炎。宫颈沙眼衣原体感染者其阴道产儿中,$60\% \sim 70\%$ 新生儿可以受累,其中20％～50％发生包涵体结膜炎,10％～20％发生沙眼衣原体肺炎。国外报道6个月以下因下呼吸道感染住院婴儿1/4为沙眼衣原体感染,国内研究证实沙眼衣原体肺炎占婴儿肺炎的18.4％,成为婴儿肺炎的重要病原。

肺炎衣原体是1986年发现的病原体,主要感染人类,通过呼吸道分泌物人与人之间传播,可以引起上、下呼吸道感染,包括咽炎、喉炎、鼻窦炎、支气管炎和肺炎等。在人群聚集场所,如学校、军营和家庭可以引起暴发流行,但3岁以下儿童患病较少,年老体弱、营养不良和免疫抑制人群易被感染,且感染后免疫力较弱,易于复发。

鹦鹉热衣原体主要寄生于鹦鹉及禽类等动物体内,病原体自分泌物及排泄物排出,可带菌很久。人通过与禽类接触或吸入鸟粪或被分泌物污染的羽毛而得病,罕见人与人之间传播。鹦鹉热衣原体侵入呼吸道后经血液侵入肝脾等网状内皮细胞。在单核—吞噬细胞内繁殖并释放毒素后,由血行播散到肺及其他组织器官,在肺内引起间质性肺炎及肺门淋巴结肿大,在肝脏可引起局部坏死,脾常肿大,心、肾、神经系统和消化系统等均可受累。

三、临床表现

1.沙眼衣原体肺炎

多见于3个月内婴儿,通常在出生后8周内发病,也可以引起新生儿期肺炎。起病隐匿,病初只有轻度的呼吸道症状,如流涕、鼻塞、口吐白沫和咳嗽,咳嗽可持续且逐渐加重,出现断续性阵咳,类似百日咳,但无吸气回声。呼吸增快为典型症状,重症患儿可有呼吸暂停。一般无发热或仅有低热,如有明显的发热提示非衣原体或合并其他感染,一般情况较好,无明显感染中毒症状。有资料显示3个月内婴儿无热肺炎中3/4由沙眼衣原体引起。查体双肺听诊呼吸音粗,或可闻及湿啰音或捻发音,很少有呼气性喘鸣音。外周血白细胞计数一般正常或轻度升高,约75％的患儿出现嗜酸性粒细胞增多。血液IgM、IgC和IgA均增高,以IgM增高显著。PaO_2轻度降低但$PaCO_2$正常。沙眼衣原体肺炎一般病情不严重,经过合理治疗,预后多良好。但可以合并心肌炎、胸膜炎、胸腔积液、脑炎、贫血、DIC等,还可出现肝大、黄疸、肝功能损害等,出现并发症者病程迁延,常达数周多。早产儿和支气管肺发育不良患儿如果感染沙眼衣原体肺炎病情较严重。

伴随或有结膜炎病史有助于诊断,约50％的沙眼衣原体感染者在出生5～14天出现结膜炎症状,2/3的患儿单侧发病,大多再波及另一眼,主要侵犯下眼睑,急性期有滤泡和黏液性分泌物,很快发展成脓性,常见眼睑水肿,结膜明显充血,偶见角膜血管翳及瘢痕形成。此外分泌性中耳炎也较常见,但比较轻。

2.肺炎衣原体肺炎

多见于 5 岁以上年长儿,起病多隐袭,潜伏期为 15～23 天。初期有上呼吸道感染症状,表现为流涕、咽痛、声音嘶哑、发热,发热以低热为主,偶有中等度发热。继之咳嗽加重,以干咳为主,且持续时间长,多可持续 3 周以上,少数可伴有肌痛、胸痛等。肺部体征常不明显,可闻及干、湿性啰音。常伴淋巴结肿大,还可合并中耳炎和鼻窦炎。外周血白细胞计数和 C 反应蛋白一般正常或轻度升高。肺炎衣原体肺炎的临床表现与其他非典型病原体如支原体、呼吸道病毒肺炎相比无明显特异性,一般病情较轻,有自限性。但在肺功能欠佳、粒细胞缺乏、急性白血病、镰状细胞病和囊性纤维化患儿,肺炎衣原体感染可能会引起重症肺炎,甚至威胁生命。

少数患儿可合并心肌炎、川崎病、脑炎、脑膜炎、吉兰—巴雷综合征、反应性关节炎、甲状腺炎等肺外疾病。最近发现肺炎衣原体感染与支气管哮喘的急性发作、加重、较难控制有关。

3.鹦鹉热衣原体肺炎

常见于成年人,儿童以年长儿多见。通常有鸟类密切接触史,人与人之间感染少见。潜伏期 1～2 周,起病多隐袭,病情轻时表现为一过性流感样症状。亦可急性起病,常有高热,体温高达 40℃,寒战、头痛、咽痛、肌痛、乏力、咳嗽明显、咳少量黏痰或血痰,呼吸困难或轻或重,可伴有食欲缺乏、恶心、呕吐、腹痛等消化道症状。肺部常无明显体征,可闻及少许湿啰音,严重者可有肺实变体征。肺部体征较少而影像学表现较重是其特点。外周血白细胞计数正常或降低,C 反应蛋白一般正常或轻度升高,血沉早期稍增快。可以并发贫血、反应性肝炎、肝脾大、蛋白尿、结节性红斑、心肌炎、心内膜炎、DIC 等肺外表现。轻症患儿3～7 天发热渐退,中症 8～14 天,重症者发热可持续 20～25 天。病后免疫力减弱,可复发,有报道复发率达21%,再感染率在 10% 左右。

四、辅助检查

1.衣原体分离培养及抗原检测

分离培养是公认的诊断衣原体感染的金标准,其敏感性为 80%～90%,特异性为 100%,此外培养法能检出患儿是否存在活的病原体,可作为疗效判定的标准,为所有非培养方法所不及。检测的标本包括鼻咽拭子、鼻咽抽吸液、痰、支气管肺泡灌洗液和胸腔积液等,其中鼻咽拭子最不敏感。对沙眼衣原体肺炎合并结膜炎或直肠炎的患儿,还可采用眼部分泌物或眼拭子和直肠拭子检测。由于衣原体是严格的胞内菌,需要使用细胞培养法作病原体分离培养,一般实验室难以常规进行,并且采取的标本应该含有上皮细胞,对标本的转运、储存和处理有较高的要求,培养需要 48~72 小时,因此依赖于非培养技术的检测方法如血清学检测及 PCR 检测越来越受到重视。

采用酶免疫试验(EIA)或直接荧光抗体试验(DFA)检测呼吸道各种标本中的衣原体抗原是一种快速的检测技术,但采取的标本中一定要有受感染的上皮细胞,这些方法的敏感性较低,为 $60\%\sim70\%$ 。

2.血清学检查

血清学检测衣原体特异性抗体是目前诊断衣原体肺炎应用最广泛的快速诊断方法,包括应用补体结合试验、微量免疫荧光试验(MIF)和酶联免疫吸附试验(ELISA)检测衣原体特异性 IgM、IgG 和 IgA 抗体,其中 IgA 抗体对诊断的价值尚没有确定。补体结合试验只能检测种衣原体属特异性抗体,不能区分 3 种衣原体,并且敏感性不高,对诊断帮助不大;MIF 能够检测 3 种衣原体特异性 IgM 和 IgG 抗体,有较高的敏感性和特异性,是目前美国 CDC 推荐的诊断方法。MIF 法检测单份血清沙眼衣原体(CT)或肺炎衣原体(CP)特异性抗体,如果 CT-IgM≥1∶64 或 CP-IgM≥1∶16 或 CP-IgG≥1∶512,或检测双份 IgM 和 IgG 抗体滴度上升≥4 倍,提示急性期感染;如果 IgG≥1∶16 但<1∶512,仅提示既往感染。对于鹦鹉热衣原体感染,MIF 法单份血清 IgM≥1∶16,或双份血清抗体滴度有 4 倍增加,结合接触史和临床过程即可诊断。

3.核酸扩增实验

核酸扩增实验(NAATs)是近年发展最快的检测衣原体感染的方法,包括聚合酶链反应(PCR)、转录介导的扩增方法和链置换扩增。核酸扩增实验无须培养,有很高的敏感性和特异性,对早期快速诊断有重要意义,其中 PCR 方法简便快速,应用最多,但目前此方法尚未标准化,各个实验室的技术方法不同导致实验室之间结果存在一定的差异,有待进一步确定。

4.影像学检查

(1)沙眼衣原体肺炎:以双肺过度充气和弥漫性结节状或网织颗粒影为主要表现。结节影分布广泛、不均匀、大小不等,可呈粟粒肺样弥漫分布,也可呈多发或散在分布,很少有胸膜渗出,无纵隔淋巴结肿大。

(2)肺炎衣原体肺炎:表现多样化,无特异性,多为单侧节段性或肺叶浸润、实变,以下叶及周边多见;少数严重者为广泛双侧肺炎表现,可呈网状、云雾状、粟粒状或间质浸润;胸膜渗出可有少到中量积液。影像学所见往往经过 1 个多月才消失。

(3)鹦鹉热衣原体肺炎:表现为由肺门向外放射的浸润病灶,常侵及两肺下叶,可见毛玻璃样阴影中间有点状影,呈弥漫性间质性肺炎或支气管肺炎改变,偶见粟粒样结节或实变灶,或有胸腔积液征象。

五、诊断

沙眼衣原体、鹦鹉热衣原体和肺炎衣原体引起的肺炎尽管在发病年龄、高发人群、临床表现和影像学改变方面有一定的特点,但是与其他病原体引起的肺炎相比较,缺乏特异性,确切诊断依赖于病原学检查,关键是在进行肺炎的诊断和治疗过程中,始终把衣原体纳入肺炎的病原学鉴别中考虑。

对于 3 个月以内的小婴儿无热肺炎,应该首先考虑沙眼衣原体感染,如果同时伴有结膜炎或有结膜炎病史,则高度考虑,其他有意义的临床特点包括患儿一般情况好而影像学表现比较重和外周血嗜酸性粒细胞增加。对于 5 岁以上年长儿肺炎,如果外周血白细胞没有明显增高,使用 β-内酰胺类抗生素治疗无效,需要考虑肺炎衣原体、肺炎支原体、嗜肺军团菌、流感病毒、腺病毒等非典型病原体肺炎,与流感病毒和腺病毒肺炎相比较,肺炎衣原体肺炎中毒症状轻,一般情况比较好,但无法与肺炎支原体肺炎区别。近年的资料显示,肺炎衣原体在 5 岁以下儿童中也并不少见。病史中有鸟类、禽类密切接触史者,要考虑鹦鹉热衣原体感染。此外,观察对大环内酯类抗菌药物的治疗反应有助于衣原体肺炎的诊断,由于这一治疗比较安全有效,如果受制于条件无法进行病原学检查,可以进行经验性治疗。

病原学检测是确诊衣原体肺炎的唯一手段,方法有分离培养、特异性抗体检测和 PCR 检测。作为临床医师,在诊断衣原体感染时,应该熟悉这些检测方法本身的优点和局限性,特别是各种方法对诊断的敏感性、特异性和适用性,以便更好地选择恰当的检测方法和对检查结果进行合理的解释。虽然分离培养到衣原体是诊断的金标准,但由于衣原体属严格细胞内寄生菌,其培养需要细胞培养和荧光抗体鉴定,其敏感性受采集标本的影响,对技术要求高,并且费时,应用于临床常规诊断受到限制。特异性抗体检测对取材和检测技术要求不高,简便易行,是目前应用最广泛的方法,但最常用的 ELISA 技术敏感性和特异性并不理想,MIF 技术是目前公认和推荐的诊断方法。在选择特异性抗体进行诊断时应该理解原发性和再次感染中各种抗体的产生时间及其变化,衣原体原发性感染以后,特异性 IgM 抗体在 2～3 周出现,特异性 IgG 抗体在 6～8 周出现,再次感染时 IgG 出现早(1～2 周),不出现 IgM。此外还要考虑到母亲感染以后衣原体特异性 IgG 抗体可以通过胎盘传给婴儿,母传抗体一般在 6 个月时消失。因此在选择特异性抗体进行诊断评价时,需要考虑采血时机(病程)和年龄的影响,必要性应该重复检测。双份血清检测,恢复期抗体滴度上升≥4 倍可以明确为急性感染,但属于回顾性诊断,对早期治疗意义不大。PCR 检测具有简便、敏感、特异性高的优势,是值得推广和常规应用的诊断方法。

六、鉴别诊断

衣原体肺炎主要需要与其他病原体引起的肺炎鉴别,由于沙眼衣原体和肺炎衣原体引起的肺炎临床特点不同,鉴别诊断的侧重点有一定的不同,同时应该注意衣原体肺炎也可能合并其他病原体感染,如肺炎链球菌、肺炎支原体和呼吸道合胞病毒。

1.沙眼衣原体肺炎的鉴别

(1)巨细胞病毒肺炎:影像学表现为间质性肺炎,病变分布和特征与衣原体肺炎相似,有时单纯依靠影像表现鉴别较为困难,但巨细胞病毒肺炎通常伴其他器官受累的症状和体征,而衣原体肺炎肺部体征轻,影像表现相对重。

(2)腺病毒和副流感病毒肺炎:也可为间质性肺炎,但没有特征性断续咳嗽和嗜酸性粒细胞增多。

(3)呼吸道合胞病毒肺炎:病初有发热,表现以呼气性喘息为主。

(4)细菌性肺炎:患儿病情通常比较重,多有发热和全身中毒症状,影像学以肺实变为主。

(5)百日咳:特征为阵发性痉挛性咳嗽伴有深长的“鸡鸣”样吸气性吼声,外周血象以淋巴细胞增多为特点,影像学一般无明显异常。

(6)急性血行播散性肺结核(粟粒性肺结核):一般发病时间在新生儿期后,多有密切接触史,常有结核感染中毒症状,临床结核菌素试验为阳性。影像特征为弥漫粟粒样结节影,其大小、密度及分布均匀,纵隔淋巴结肿大常见。

(7)新生儿吸入性肺炎:大量吸入时双肺可见广泛分布的粗结节和小斑片影,以中内带为主,伴广泛性或局灶性过度充气,可与衣原体肺炎表现类似。但吸入性肺炎有较明确的吸入病史,且主要为胎粪吸入,发病多在出生后,而衣原体肺炎发病时间为出生后 2～4 周,根据发病时间和临床特征可鉴别。

其他尚需要鉴别的疾病还有真菌性肺炎、卡氏肺孢子菌肺炎。

(8)肺炎衣原体肺炎:肺炎衣原体肺炎与肺炎支原体肺炎、军团菌肺炎及某些病毒性肺炎均属非典型性肺炎,临床表现及影像学相似,鉴别诊断基本上依赖病原学检查及对治疗的反应。

2.鹦鹉热衣原体肺炎的鉴别

如为单纯肺炎,需与其他病原体引起的肺炎鉴别。如为全身感染,可有中枢神经系统感染症状或心肌炎表现,多有肝、脾大,需与伤寒、败血症、结核等鉴别。

七、治疗

病情轻的患儿可以在门诊治疗,有明显呼吸困难、咳嗽严重或咳嗽后呼吸暂停者应住院治疗。

1.一般治疗

注意加强护理和休息,保持室内空气新鲜并保持适当室温及湿度,保持呼吸道通畅;经常翻身更换体位;烦躁不安可加重缺氧故可以给适量的镇静药物。有缺氧表现者,酌情给予吸氧及其他对症治疗。

2.抗菌药物治疗

β-内酰胺类抗生素对衣原体无效,有效的抗菌药物主要包括大环内酯类、四环素类和氟喹诺酮类。由于四环素类和氟喹诺酮类不推荐在儿童中使用,治疗衣原体感染主要为阿奇霉素、红霉素或克拉霉素。根据其药动学特征,临床使用方法为:红霉素 20～30mg/(kg·d),分 3～4 次口服连用 2 周,重症或不能口服者,可静脉给药;阿奇霉素 10mg/(kg·d),每天口服 1 次,首剂可以加倍,疗程 3～5 天;克拉霉素 15mg/(kg·d),分 2 次口服,疗程 10～14 天(12 岁以下儿童不推荐)。有研究显示阿奇霉素、克拉霉素对衣原体肺炎的效果与红霉素相当或甚至更好,但它们在细胞内及组织浓度较高,且胃肠道反应较红霉素轻,所以常常作为首选治疗。临床上衣原体耐药并不多见,但考虑到在常规疗程治疗后衣原体肺炎的症状容易复发,建议延长疗程至少 2 周。

肺炎衣原体感染可以合并肺炎链球菌感染,此种情况下,应该联合使用 β-内酰胺类抗菌药物。此外,在社区获得性肺炎的治疗过程中,对于病情相对较轻且有提示为非典型病原体感染病史者,如果不能排除肺炎衣原体感染的可能性,经验治疗的方案中应包括大环内酯类抗生素。

八、预防

对新生儿和婴儿沙眼衣原体感染的预防,关键在于对母亲妊娠后 3 个月进行衣原体感染的筛查和治疗,推荐对沙眼衣原体感染的母亲,在产前使用阿奇霉素治疗 1 周,也可使用红霉素治疗 14 天。对鹦鹉热衣原体感染的预防,一方面要提高饲养和从事鸟类或禽类加工和运输的人员的意识,加强个人防护措施,避免与病鸟或死鸟接触;另一方面加强对观赏和食用鸟类或禽类的管理,特别是其粪便或排泄物、分泌物、羽毛等的处理,定期对鸟笼等设施进行清洁和消毒,衣原体对常用的消毒剂和加热敏感,但耐酸碱。人是肺炎衣原体的自然宿主,其传播方式主要是人与人通过飞沫传播,也可从环境中接触后通过手自体接种,其预防措施与其他呼吸道传染性疾病相同,如流行期不要在人群密集的地方停留时间过长,经常洗手等。

沙眼衣原体肺炎和肺炎衣原体肺炎预后比较好,但病程迁延,咳嗽可能长达数周。鹦鹉热衣原体肺炎重症病例死亡率高,未经治疗者可达 15%～20%,合理治疗以后死亡率降低至 1% 以下。衣原体感染后,机体虽然能产生特异性细胞免疫和体液免疫,但通常免疫力不强,且为时短暂,因此容易造成持续性感染、隐性感染和反复感染。

第九节　肺真菌病

【概述】

肺真菌病是由真菌引起的肺部疾病,主要指肺和支气管的真菌性炎症或相关病变,广义可包括胸膜甚至纵隔。真菌性肺炎指真菌感染引起的以肺部炎症为主的疾病,是肺部真菌病的一种类型。临床上通常按照病原体、感染部位及使用习惯沿用肺真菌病或真菌性肺炎。

随着广谱抗生素、糖皮质激素和免疫抑制剂的广泛应用,静脉导管留置等介入性操作的增多,小儿肺真菌病发病率在全球范围内呈明显上升趋势,严重威胁儿童的健康,已引起医学界高度重视。目前致病真菌分为两大类:①致病性真菌或称传染性真菌,如组织胞浆菌、球孢子菌、新型隐球菌、芽生菌等;②条件致病性真菌或称机会性真菌,如念珠菌、曲霉菌、毛霉菌及肺孢子菌等,这些真菌多为腐生菌或植物致病菌。在我国,小儿念珠菌病多见,隐球菌病及曲霉菌病次之,组织胞浆菌病较少见。本节重点介绍念珠菌、隐球菌、曲霉菌、组织胞浆菌、毛霉菌及肺孢子菌所致的肺部炎症。

【病因】

真菌感染按来源分为外源性和内源性,前者由外源性真菌经呼吸道、消化道和伤口等侵入而感染,后者来源于寄生于人体皮肤和腔道内的真菌。其中侵袭性肺真菌病是儿童侵袭性真菌病中最为常见的表现类型,主要由机会致病性真菌引起,最常见的病原为假丝酵母菌和曲霉菌,少见隐球菌和毛霉。卡氏肺孢子菌过去被认为是一种原虫,近年来有学者根据其超微结构和核糖体 RNA 种系发育与真菌非常接近,目前已将其列为真菌。其他还包括组织胞浆菌、放线菌、奴卡菌等。

真菌从生长形态上主要可分为酵母菌和丝状真菌。酵母菌中与人类疾病相关的常见致病菌有念珠菌属和隐球菌,丝状真菌中主要有曲霉菌、根霉属及皮肤真菌。但也有部分真菌在组织内和在培养基内分别呈现一种以上形态,则称为双相真菌;由这类真菌引起的疾病主要有组织胞浆菌病、芽生菌病、孢子丝菌病、球孢子菌病、类球孢子菌病等。真菌可寄生于正常人的皮肤、呼吸道和消化道,一般不产生毒素,其致病作用主要与真菌在人体内感染部位繁殖所引起的理化损伤及其所产生的酶类、酸性代谢产物有关;一些真菌还可引起轻重不一的变态反应。真菌病常见的病理变化有:①轻度非特异性炎症;②化脓性炎症,由大量中性粒细胞浸润所形成的小脓肿,如念珠菌病、曲霉病、毛霉病等;③坏死性炎症,可出现大小不等的坏死灶,常伴有明显的出血,而炎症细胞相对较少,可见于毛霉病、曲霉病等;④结核样肉芽肿形成;⑤真菌败血症,即真菌入血,引起全身播散性感染,累及多脏器。

肺真菌病发病的高危因素有:①新生儿、早产儿、营养不良及久病虚弱的患儿;②慢性消耗性疾病如恶性肿瘤;③影响免疫功能的网状内皮系统、单核—吞噬细胞系统疾病及血液病如淋巴瘤、白血病、粒细胞缺乏症等;④代谢紊乱性疾病如糖尿病及肾衰竭;⑤长期使用肾上腺皮质激素及其他免疫抑制剂,引起机体免疫功能低下;⑥先天性免疫功能缺陷;⑦长期使用广谱抗生素,抑制了肠道内微生物,使肠道菌群失调;⑧医院内各种侵入性治疗(如较长时间留置各种导管)而感染;⑨获得性免疫缺陷病。

【临床表现】

体温与症状分离现象,即患者感觉良好,无发热等特殊不适,但测体温可在 38℃ 以上,有此现象要特别注意肺部真菌感染可能;出现剧烈阵发性呛咳,甚至有窒息感,直至咳出块状物才感舒适。

肺部真菌感染可引起一系列非特异性症状和体征,常见如发热、咳嗽、咳痰、胸痛、血痰或咯血等,肺部查体可闻及干湿啰音,有时有肺实变征或胸腔积液征。

【辅助检查】

确诊主要靠组织学检查见到典型的菌丝及真菌培养阳性。

1.采取标本

合格的痰标本、支气管肺泡灌洗液、脑脊液等,通过形态学观察来诊断。如有的可观察到菌丝;通过墨汁负染可观察隐球菌;过碘酸希夫染色和银染色等特殊染色可以更清楚地显示真菌细胞。

2.组织病理学检查

气管插管、支气管肺泡灌洗、肺穿刺或胸腔镜采取标本的组织学和细胞学检查发现菌丝和孢子等。在组织中证实真菌成分的存在是诊断的"金标准"。

3.分离培养

常用于直接镜检不能确定的真菌感染,或需要确定感染真菌的种类。

4.血清学检测

可用对流免疫电泳法(CIE)监测内脏真菌的沉淀素,ELISA 法检测血清中或脑脊液(CSF)中的特异性抗体或抗原。

(1)甘露聚糖检测:甘露聚糖是组成酵母菌细胞壁的成分之一,可检测血中的甘露聚糖和 β-甘露聚糖,血浆中甘露聚糖抗原阳性与侵袭性假丝酵母菌感染有高度相关性,可用于早期诊断。

(2)G 试验(血清 1,3-B-D 葡聚糖抗原检测):检测标本中的 1,3-B-D 葡聚糖,其存在于真菌细胞壁中,占真菌细胞壁的 50% 以上,它可特异性激活来自鲎类的变形细胞溶解产物提取的 G 因子,从而旁路激活鲎试验,此过程称 G 试验。可用于念珠菌和曲霉感染的诊断,具有较高的敏感性和特异性,如检测肺曲霉的敏感性可达 1ng/L,缺点是可有假阳性。

(3)GM 试验(血清半乳甘露聚糖实验):半乳甘露聚糖(GM)是曲霉细胞壁上的一种多糖抗原,当曲霉在组织中侵袭、生长时 GM 可释放入血。可通过双夹心 ELISA 监测血中 GM 抗原。GM 实验能区分侵袭性肺曲霉感染与白假丝酵母菌、毛霉菌等。抗真菌治疗后 GM 实验仍然持续升高提示预后不良。有文献前瞻性评价了 GM 实验与早期胸部 CT 检查对侵袭性曲霉病的诊断价值,74 例中 GM 实验的敏感为 100%,特异性为 93%,其中 4 例胸部 CT 异常表现滞后于 GM 实验,而另 5 例在 GM 实验出现阳性前即有胸部 CT 的改变。因此,联合 GM 实验与胸部 CT 检查有助于早期诊断。

(4)烯醇化酶检测:烯醇化酶又称 2-磷酸-D-甘油盐水解酶,它广泛存在于真菌细胞中,含量丰富且高度保守,也是白色念珠菌含量最丰富的蛋白质之一,不同真菌所含烯醇化酶抗原有差异,可做诊断指标。

5.分子生物学技术

近年发展起来的聚合酶链反应(PCR)技术,在真菌检测方面虽费用高、操作复杂,存在假阳性等问题,但其具有特异性强、快速、准确的优点。

6.影像学

不同的真菌感染所致的肺部改变并不完全相同,因此,在影像学上也不完全相同。

【诊断】

肺部真菌感染的诊断目前主要依据临床、真菌学检查和组织病理三者的结合。中华医学会儿科学分会呼吸学组和《中华儿科杂志》编委会于2009年制定的《儿童侵袭性肺部真菌感染诊治指南(2009年版)》,将诊断标准划分为三个层次,包括确诊、临床诊断和拟诊。确诊标准:具备宿主因素＋临床证据＋肺组织病理学和(或)有确诊意义的微生物学证据;临床诊断标准:具备宿主因素＋临床证据＋有临床诊断意义的微生物学证据;拟诊标准:宿主因素＋临床证据。

三个层次诊断标准的主要区别在于微生物学证据水平和有无肺组织病理学证据,而在临床实际工作中,要获得这两个方面的证据非常困难。一方面受到实验室诊断技术包括是否开展、样本采集和送检是否合乎要求和适时、方法敏感性和特异性水平及其干扰因素影响等的限制,例如,还没有血清学和抗原学检测手段可用于检测毛霉菌,而最有价值的PCR方法只有少数实验室能够进行且没有标准化;另一方面,患儿往往病情严重而进展迅速,难以进行肺组织学检查,或者已经给予抗真菌预防性用药或早期经验性治疗者难以获取有确诊意义的微生物学证据,这一点在免疫缺陷患儿特别突出,往往只能达到拟诊水平。实际上,真菌性肺炎的诊断是需要将患者的高危因素、临床表现、影像学资料、微生物学检查包括真菌培养、血清抗体及抗原诊断和真菌特异性基因诊断以及组织病理学证据相结合的临床综合分析过程。当无法获取组织病理学证据时,应该尽可能积极寻找微生物学证据;在考虑高危因素的同时,理顺临床思路,充分利用临床线索和影像学资料,必要时采用诊断性治疗手段,是临床诊断真菌性肺炎的可行途径。

【鉴别诊断】

由于缺乏特异性症状和体征,并且免疫缺陷患儿可同时合并其他病原(如巨细胞病毒、细菌等)感染,临床上真菌性肺炎的诊断比较困难。需与细菌性肺炎、病毒性肺炎、ARDS、肺结核、肺肿瘤、肺部寄生虫病等相鉴别。确诊需要在肺实质或下呼吸道分泌物中证实菌丝的存在。

【治疗】

1.一般治疗

(1)积极治疗原发病,去除病因。

(2)严格掌握抗生素、糖皮质激素和免疫抑制剂的用药指证,尽可能少用或不用这些药物。

(3)加强护理和支持疗法,补充营养、适量多种维生素和微量元素,输血或血浆免疫球蛋白等根据病情应用。

(4)手术切除:肺空洞型曲菌球病且有反复咯血者可行外科手术切除。

2.抗真菌治疗

针对病原菌选择抗真菌药物,如两性霉素 B、5-氟胞嘧啶、氟康唑、伊曲康唑及制霉菌素等。

(1)两性霉素 B:为多烯类抗生素,与真菌胞膜上的固醇类结合,改变膜的通透性,使菌体破坏,起杀菌作用。适应证为曲霉属、念珠菌属、隐球菌属和组织胞浆菌感染。静脉滴注:开始宜用小量,每天 0.1mg/kg,如无不良反应,渐增至每天 1～1.5mg/kg,疗程 1～3 个月。静脉注射时用 5% 葡萄糖液稀释,浓度不超过 0.05～0.1mg/mL,缓慢静脉滴注,每次不少于 6 小时滴完。浓度过高易引起静脉炎,滴速过快可发生抽搐、心律失常、血压骤降,甚至心跳停搏。两性霉素 B 对肝、肾、造血系统有一定毒性,可能出现恶心、呕吐、腹痛、发热、寒战、头痛、头晕、贫血、血小板减少、血栓性静脉炎等副作用。为减轻副作用,可于治疗前半小时及治疗后 3 小时给予阿司匹林,严重者可静脉滴注氢化可的松或地塞米松。用药期间,应每隔 3～7 天检查血、尿常规及肝、肾功能,血清肌酐＞221μmol/L(2.5mg/dL)时用药应减量。尿素氮＞14.28mmol/L(40mg/dL)时应停药,停药 2～5 周恢复正常,再从小剂量开始给药。注射部位易发生血栓性静脉炎,最初输液部位宜先从四肢远端小静脉开始。两性霉素 B 脂质复合物 3～5mg/(kg・d),静脉滴注。

(2)5-氟胞嘧啶:为人工合成的抗真菌药,作用机制为阻断真菌核酸合成。对白色念珠菌和隐球菌有良好的抑制作用。与两性霉素 B 合用时可减少耐药性,药量可稍减,毒性反应可减轻,可缩短疗程。剂量为每天 50～150mg/kg,分 4 次口服,疗程 4～6 周。婴儿剂量酌减。副作用有恶心、呕吐、皮疹、中性粒细胞和血小板减少、肝肾损伤。

(3)酮康唑:合成的口服咪唑类抗真菌药,系咪唑类衍生物。通过抑制麦角甾醇的合成,改变真菌细胞的通透性,导致真菌死亡。抗菌谱广,口服体内吸收良好,毒性反应低,对念珠菌病疗效均显著。开始剂量:体重30kg以下者每天口服100mg;30kg以上者每天口服200~400mg;1~4岁者每天口服50mg;5~12岁者每天口服100mg。如小儿每天口服达400mg高剂量时,可有恶心、呕吐、一过性低胆固醇血症和肝功能异常。

(4)氟康唑:双三唑类抗真菌药,作用机制和抗菌谱与酮康唑相似,体内抗真菌活性比酮康唑强,生物利用度高,口服吸收好。适应证为隐球菌属和念珠菌属感染,对曲霉属感染无效。本品在16岁以下儿童体内的血浆半衰期与成人不同,其他药动学参数(如生物利用度、表观分布容积等)与成人相似,对不同年龄儿童推荐剂量如下:①>4周龄的患儿:深部真菌感染,6mg/(kg·d),每天给药1次;严重威胁生命的感染,12mg/(kg·d),每天给药1次。②2~4周龄的患儿:剂量同上,每2日给药1次。③<2周龄的患儿:剂量同上,每3天给药1次。不良反应有胃肠反应、皮疹,偶致肝功能异常。

(5)伊曲康唑(ICZ):一种三唑类抗真菌剂,它抑制细胞膜色素P450氧化酶介导的麦角甾醇的合成。适应证为曲霉属、念珠菌属、隐球菌属和组织胞浆菌属的感染,对镰刀霉菌属活性低,对毛霉菌无效。用法:每次6mg/kg,前2天,每天2次,以后改为每天1次,静脉滴注。口服制剂6~8mg/(kg·d),分2次服用。

(6)伏立康唑:一种新型三唑类广谱抗真菌药物,其化学结构与氟康唑类似,以氟嘧啶基取代氟康唑的三唑环部分,并增加了一个甲基。其作用机制为通过竞争性抑制真菌羊毛甾醇14α-去甲基化酶(P45014DM),使细胞膜重要组成成分麦角甾醇的生物合成受阻,同时使羊毛甾醇累积而发挥抗真菌作用。适应证为曲霉属、念珠菌属以及镰刀霉菌属、足放线菌属的感染,对接合菌属无活性。2~12岁:7mg/(kg·d),每12小时一次,静脉滴注;或第1天每次6mg/kg,每12小时一次,随后每次4mg/kg,每12小时一次,静脉滴注。口服剂量:体重<40kg,每次100mg,每12小时一次;体重≥40kg,每次200mg,每12小时一次。

(7)卡泊芬净:一种新型的真菌细胞壁中的葡聚糖合成酶抑制剂类抗真菌药。适应证为念珠菌属和曲霉属的感染,对隐球菌属、镰刀霉菌属以及接合菌属无活性。儿童第1天3mg/(kg·d),之后1mg/(kg·d),必要时,可增加剂量至2mg/(kg·d),静脉滴注。

(8)制霉菌素雾化吸入:制霉菌素为广谱抗真菌药,对多种深部真菌有较强的抑制作用。其作用机制可能是与真菌细胞膜中的甾醇结合,使胞浆膜受损,引起菌内容物外渗而发挥抗真菌作用,只限于局部用药。对念珠菌的作用较好。制霉菌素5万U溶于2mL 0.9%氯化钠溶液中雾化吸入。

抗真菌治疗的时间长短,因病情而异,患侵袭性肺部真菌病的患儿一般均在免疫功能低下的情况下发病,给药时间不宜过短,一般要 6～12 周,甚至更长,一般治疗至临床症候消失,影像学示病变基本吸收。总之,要对病情进行综合分析,要追踪观察,治疗应个体化。

【预防】

1.一般预防

包括医院感染控制技术措施和抗真菌药物预防。目前儿科患者的抗真菌药物预防适应证为:粒细胞减少的血液系统患儿、造血干细胞移植以及慢性肉芽肿患儿。抗真菌药物的耐药问题已引起国内外重视,应避免滥用抗真菌药物预防真菌感染。

2.靶向预防

在高危患者预防某种特定的真菌感染,如在血液肿瘤和艾滋病患者应用甲氧苄啶—磺胺甲噁唑(TMP-SMZ)预防肺孢子菌肺炎。

一、念珠菌性肺炎

(一)概述

念珠菌性肺炎是念珠菌属引起的急性、亚急性或慢性肺部感染。在肺部真菌中较为常见,多为院内感染。

(二)病因

引起人类感染的主要菌种有白色念珠菌、热带念珠菌、克柔念珠菌、光滑念珠菌等,最常引起人类疾病的念珠菌是白色念珠菌。白色念珠菌是一种假丝酵母菌,菌体呈圆形或椭圆形,直径 2～4μm,主要以出芽方式繁殖,产生芽生孢子和假菌丝,易在酸性环境中繁殖,革兰染色阳性。病理改变多种多样。根据念珠菌侵犯不同器官和不同的发病阶段,可呈炎症、化脓和肉芽肿等改变。基本病理变化是以单核细胞为主的肉芽肿性炎症。早期以渗出为主,有巨细胞、上皮样细胞等浸润;晚期则为肉芽肿形成及若干灰白色的微小脓肿。病灶内可找到孢子和假菌丝,外围有中性粒细胞及组织细胞浸润。血管受侵呈急、慢性血管炎改变,易破裂出血,可见微血管内血栓形成。严重免疫抑制者炎症反应较轻,仅见念珠菌及坏死组织形成的脓肿。

白色念珠菌属于条件致病菌,可寄生于正常人皮肤、口腔、上呼吸道、消化道及阴道等处,健康小儿带菌率达 5％～30％。若患儿长期大量使用广谱抗生素、肾上腺素皮质激素、免疫抑制剂,或放疗、化疗、置入导管、中性粒细胞减少等易患因素时,可出现念珠菌病。念珠菌入侵组织后转为菌丝型,大量繁殖,菌丝念珠菌有抗吞噬能力,引起白细胞浸润为主的急性炎症反应,形成溃疡、多发性微小脓肿和组织坏死。慢性感染则以肉芽肿病变和纤维组织增生为主。血源播散型则是菌丝和酵母向血管内侵入,引起双肺弥漫性损害,典型表现为坏死的肺组织和大量繁殖的念珠菌组成的出血性结节。

(三)临床表现

由于呼吸道柱状上皮细胞具有对真菌侵袭的自然抵抗力,原发念珠菌性肺炎罕见,大多继发于婴幼儿细菌性肺炎、肺结核及血液病,可从口腔直接蔓延或经血行播散。起病缓慢,临床表现轻重不一,主要表现为低热、咳嗽、气促、发绀、精神萎靡或烦躁不安等支气管肺炎的症状,常咳出无色胶冻样痰,有时带血丝。肺部体征包括叩诊浊音和听诊呼吸音增强,可闻及中小湿啰音,当病灶融合时可出现相应肺实变体征。X线表现与支气管肺炎相似,主要表现为双肺中下野小斑片状或不规则片状影,并有大片实变灶,少数有胸腔积液及心包积液。同时可有口腔鹅口疮、皮肤或消化道的感染。抗生素治疗无效,病程迁延。

(四)诊断

本病临床表现无特异性,结合上述辅助检查有助于诊断。根据有诱发念珠菌感染的条件、临床表现、痰培养念珠菌多次阳性,排除其他原因,可以诊断。血培养阳性或支气管黏膜、肺组织活检有念珠菌侵入和特征性病损可确诊。

1.真菌检查

因念珠菌是常驻菌,从皮肤、黏膜、痰、粪等标本中查到孢子不能确定其为致病菌,必须在显微镜下见到出芽的酵母菌与假菌丝,结合临床表现才能确定念珠菌病的诊断。①病灶组织或假膜、渗液等标本显微镜检查,可见厚膜孢子及假菌丝,多次显微镜检查阳性有诊断意义;②标本真菌培养1周内出现乳白色光滑菌落,且菌落数>50%,即有诊断意义。

2.病理诊断

病理组织中发现真菌和相应病理改变即可确诊。

3.眼底检查

念珠菌菌血症患者视网膜和脉络膜上可见白色云雾状或棉球样病灶,应常规行眼底检查。

(五)鉴别诊断

本病需与急、慢性支气管炎,细菌性、病毒性肺炎及肺结核等相鉴别。

（六）治疗

两性霉素 B 是目前治疗全身念珠菌病的首选药物。5-氟胞嘧啶对白色念珠菌有良好的抑制作用，与两性霉素 B 合用可减少耐药性，药量可稍减，可缩短疗程。酮康唑对念珠菌病疗效显著。氟康唑对念珠菌有效。其他，可酌情予制霉菌素雾化吸入。

二、肺隐球菌病

（一）概述

隐球菌病是一种侵袭性真菌疾病，由隐球菌属中某些种或变种引起的深部真菌感染。致病菌主要是新型隐球菌，新型隐球菌有新生、格特和上海 3 个变种，A、B、C、D 及 AD 型 5 个血清型，呈急性或慢性病程。肺隐球菌病是由新型隐球菌引起的全身性疾病的一部分，常与中枢神经系统隐球菌病并存，或继发于肺结核、支气管扩张、慢性支气管炎等，很少单独发病。肺炎为原发感染，有自行消散的倾向，抵抗力低下者可播散至全身，主要侵袭中枢神经系统，亦可播散至皮肤、黏膜、骨骼、关节和其他内脏，各年龄均可发病。血清流行病学调查显示，儿童隐球菌感染在小婴儿很少见，5 岁以上的儿童感染率＜5％。

（二）病因

新型隐球菌属酵母菌，在脑脊液、痰液或病灶组织中呈圆形或半圆形，直径5～20μm，四周包围肥厚的胶质样夹膜。该菌以芽生方式繁殖，不生成假菌丝，芽生孢子成熟后脱落成独立个体。新型隐球菌广泛分布于自然界，存在于土壤、干鸽粪、水果、蔬菜、正常人皮肤和粪便中。在干燥鸽粪中可以生存达数年之久，是人的主要传染源。基本病理变化有两种：早期为弥漫性浸润渗出性改变，晚期为肉芽肿形成。在早期病灶组织中有大量的新型隐球菌集聚，因菌体周围包绕胶质样荚膜，使菌体与组织没有直接接触，故脂质炎症反应不明显。肉芽肿的形成常在感染数月后，可见多核巨细胞、巨噬细胞及成纤维细胞增生、淋巴细胞和浆细胞的浸润，偶见坏死灶及小空洞形成。

肺隐球菌感染以吸入空气中的新型隐球菌孢子为主要途径，亦可通过病原菌污染的食物、破损皮肤感染后进入血液循环至肺。有 80％病例中枢神经系统受损，可能为隐球菌从鼻腔沿嗅神经及淋巴管传至脑膜所致。病原菌感染的疾病过程很大程度上取决于宿主的细胞免疫功能。正常人血清中存在可溶性抗隐球菌因子，不易受感染，或呈亚临床型隐性感染，而脑脊液中缺乏，故有利于隐球菌生长繁殖。当机体抵抗力低时,血清中抗隐球菌因子减少,或病原数多而导致发病。隐球菌的荚膜多糖是毒力的主要因素,可诱导免疫耐受。

(三)临床表现

1.隐球菌性脑膜炎

隐球菌性脑膜炎是真菌性脑膜炎中最常见的类型。起病缓慢,有不同程度发热、阵发性头痛并逐渐加重、恶心、呕吐、眩晕。数周或数月后可出现颅内压增高的症状及脑神经受累的表现,常伴有眼底渗出物和视网膜渗出性改变。临床表现颇似结核性脑膜炎,但有间歇性自然缓解。如隐球菌肉芽肿局限于脑内某一部位,临床表现与脑脓肿或脑肿瘤相似。

2.肺隐球菌病

肺隐球菌病起病缓慢,常无明显症状而被忽略。呼吸道症状及体征与胸片不相符为本病的特点。如出现症状,则与肺结核不易区分,表现为低热、乏力、轻咳、黏液痰、胸痛、胸闷、盗汗、体重减轻等,多趋自愈。少数患儿呈急性肺炎的表现,如病灶延及胸膜,可有胸痛和胸膜渗出。胸部X线可显示单侧或双侧块状病变,以结节和肿块为主,表现为肺下野有单个或多个结节,周围无显著炎症浸润,孤立的大圆形阴影易误诊为结核球或肿瘤,有时可有空洞形成。亦可为广泛性浸润、支气管周围浸润或粟粒状病变,但不侵犯肺门或纵隔淋巴结。肺部感染一般预后良好。

(四)辅助检查

对疑似者可做以下检查。

1.病原体检查

①墨汁染色法:是迅速、简单、可靠的方去,根据受损部位的不同,取所需检查的新鲜标本,如脑脊液、痰液、病灶组织或渗液等,置于玻片上,加墨汁1滴,覆以盖玻片,在显微镜暗视野下找隐球菌,可见圆形菌体,外周有一圈透明的肥厚荚膜,内有反光孢子,但无菌丝,反复多次查找阳性率高,脑脊液应离心后取沉渣涂片;②真菌培养:取标本少许置于沙氏培养基中,在室温或37℃培养3~4天可见菌落长出。

2.血清学检查

由于患者血清中可测到的抗体不多,因此检测抗体阳性率不高,特异性不强,仅作为辅助检查。通常检测新型隐球菌抗原,乳胶凝集试验(LA)用于检测血清、胸腔积液、脑脊液和支气管肺泡灌洗液标本中的隐球菌荚膜抗原,灵敏而特异,是早期诊断的主要方法,且有估计预后和疗效的作用。

3.组织病理学检查

通过B超或CT引导经皮肺穿刺,隐球菌感染阳性率可达90%以上。肺隐球菌病病灶一般位于肺野外带,支气管镜肺活检阳性率相对较小,不到 10%。

(五)诊断

1.确诊依据

除了病史、呼吸道症状和胸部影像学证据外,手术切除标本、各种有创性穿刺活检获取的组织、血液、胸腔积液和脑脊液的直接镜检或培养隐球菌阳性。

2.临床诊断依据

结合病史、呼吸道症状和胸部影像学证据,同时合格痰液或支气管肺泡灌洗液直接镜检或培养隐球菌阳性;或血液、胸腔积液标本隐球菌荚膜多糖体抗原阳性;或符合下述拟诊依据,且临床抗隐球菌治疗效果确切者。

3.拟诊依据

有宿主危险因素和影像学表现,同时伴临床症状或不伴临床症状而无病原学支持者。

(六)鉴别诊断

肺隐球菌病的临床表现复杂多样,缺乏特异性表现,常并发于中枢神经系统隐球菌病,亦可单独存在,或血行播散导致全身性隐球菌病。在临床极易与肺结核病、结核性脑膜炎相混淆,需认真鉴别。

(七)治疗

1.两性霉素 B

是目前治疗隐球菌病的首选药物,静脉滴注方法与药物副作用同前。椎管内注射或脑室内注射:限于治疗隐球菌性脑膜炎的病情严重或静脉滴注失败的病例。儿童鞘内注射,首次 0.01mg,用蒸馏水(不用 0.9%氯化钠溶液)解释,浓度不超过 0.25mg/mL(偏稀为宜)或将药物与腰穿时引流出的脑脊液 3~5mL 混合后一并缓慢注入。以后每天 1 次,剂量渐增,约 1 周内增至每次 0.1mg,以后每隔 1~3 天增加 0.1mg,直至每次 0.5mg 为止,不超过 0.7mg。疗程一般约 30 次,如有副作用可减量或暂停用药。脑脊液内药物过多可引起蛛网膜炎而致脑脊液细胞增多、暂时性神经根炎、感觉消失、尿潴留,甚至瘫痪、抽搐。如及早停药,大多能缓解。

2.其他药物

5-氟胞嘧啶对隐球菌有良好的抑制作用。可与两性霉素 B 合用,治疗全身性隐球菌病,剂量同前。氟康唑可在脑脊液中达到有效的治疗浓度。方法同前,其他唑类药物,如伏立康唑、伊曲康唑等也可用于新型隐球菌的治疗。

三、肺曲霉病

(一)概述

曲霉病是由致病曲霉所致的疾病。包括肺曲霉病、变态反应性曲霉病、全身性曲霉病。其中肺曲霉病最为常见,多发生在慢性肺部疾病基础上,如肺结核、支气管扩张等。

(二)病因

曲霉属丝状真菌,是一种常见的条件致病性真菌。曲霉广布自然界,存在于土壤、空气、植物、野生动物或家禽及飞鸟的皮毛中,也常见于农田、马棚、牛栏、谷仓等处。可寄生于正常人的皮肤和上呼吸道,为条件致病菌。过敏体质者吸入曲霉孢子可触发 IgE 介导的变态反应而引起支气管痉挛。引起人类疾病常见的有烟曲霉和黄曲霉。最常侵犯支气管和肺,亦可侵犯鼻窦、外耳道、眼和皮肤,或经血行播散至全身各器官。其基本病理特征是化脓和梗死。病变早期为弥漫性渗出性改变,晚期为坏死、化脓和肉芽肿形成。病灶内可找到大量菌丝,菌丝穿透血管可引起血管炎、血管周围炎及血栓形成等,血栓形成可致组织缺血、坏死。慢性肺部病变空洞者,曲霉菌可寄生于囊腔和空洞内,菌丝、纤维蛋白及细胞残渣等形成球体,即曲霉球。

曲霉菌是继念珠菌后第二位的致人类机会性真菌感染。肺曲霉菌主要经呼吸道吸入侵犯肺部,少数可直接侵犯皮肤、黏膜而感染。严重者可侵入血液循环播散,使其他组织和系统受累。曲菌孢子小,可进入小气道,正常人吸入可为一过性寄生或引起急性支气管炎,一般可自愈。在免疫低下患儿中,曲霉菌侵入呼吸道,形成具有侵袭力的菌丝,侵袭血管,形成血栓,引起急性化脓性肺炎,造成组织破坏。也可以作为抗原触发过敏体质者 IgE 介导的变态反应,从而引起支气管痉挛和嗜酸性粒细胞聚集,免疫复合物与补体结合,进一步导致炎症介质释放,使支气管破坏,大量炎性细胞浸润,支气管内充满坏死物质,形成肉芽肿病变、支气管黏液堵塞。近年来证明一些曲霉可致癌。

(三)临床表现

1.肺曲霉病

肺曲霉病最常见,多发生在慢性肺部疾病基础上。临床表现分两型。①曲霉性支气管肺炎:大量曲霉孢子被吸入后引起急性支气管炎,若菌丝侵袭肺组织,则引起广泛的浸润性肺炎或局限性肉芽肿,也可引起坏死、化脓,形成多发性小脓肿。

急性起病者高热或不规则发热、咳嗽、气促、咳绿色脓痰；慢性者见反复咳嗽、咯血等类似肺结核症状。肺部体征不明显或闻及粗湿啰音。X 线检查见肺纹理增多，肺部呈现弥漫性斑片状模糊阴影，如病情进展，融合成大片阴影，可有空洞形成。②球形：肺曲霉菌病：常在支气管扩张、肺结核等慢性肺疾患基础上发生，菌丝体在空腔中繁殖、聚集并与纤维蛋白和黏膜细胞形成球形肿物，不侵犯其他肺组织。多数患者无症状或表现原发病症状，或出现发热、咳嗽、气急、咳黏液、脓痰，其中含绿色颗粒。由于菌球周围有丰富的血管网，可反复咯血。肺部 X 线检查可见圆形曲霉球悬在空洞内，形成一个新月体透亮区，有重要诊断价值。

2.变态反应性曲霉病

过敏体质者吸入大量含有曲霉孢子的尘埃，引起过敏性鼻炎、支气管哮喘、支气管炎或变应性肺曲霉病等。吸入 5～6 小时后出现咳嗽、咳痰、喘息，可伴发热，大多数患者 3～4 天缓解，如再吸入又复发上述症状。痰中可检出大量嗜酸性粒细胞和菌丝，培养见烟熏色曲霉菌生长。血嗜酸性粒细胞增多（$>1.0 \times 10^9/L$），血清总 IgE$>$1000ng/mL。

（四）诊断

根据临床表现，结合以下辅助检查做出诊断。

1.病原体检查

取自患处的标本进行直接涂片或培养，涂片可见菌丝或曲霉孢子，培养见曲霉生长。曲霉是实验室常见的污染菌，必须反复涂片或培养，多次阳性且为同一菌种才有诊断价值。

2.病理组织检查

取受损组织或淋巴结活体组织检查，可根据真菌形态确诊。尤其对播散性曲霉病，可及时做出诊断。

3.血清学检测

G 实验可用于念珠菌和曲霉感染的诊断，具有较高的敏感性和特异性。GM 实验能区分侵袭性肺曲霉感染与白假丝酵母菌、毛霉菌等。

4.影像学检查

在侵袭性肺曲霉病的早期（1～2 周），CT 表现为较有特征性的"晕轮征"，即表现为围绕肿块周围的略低于肿块密度而又高于肺实质密度的带状区，常出现在胸膜下呈结节样实变影，其病理基础为曲霉侵犯血管所造成的病灶周围的出血和梗死。中晚期由于梗死肺组织收缩形成空洞，CT 出现空腔阴影或"新月形空气征"。

（五）鉴别诊断

本病需与细菌性、结核菌性、肺炎念珠菌或毛霉菌性肺部感染、肺脓肿、空洞型肺部肿瘤鉴别，有时临床与 X 线影像很难鉴别，需反复进行病原学鉴定。

（六）治疗

曲霉菌的抗真菌治疗可首选两性霉素 B，也可并用 5-氟胞嘧啶、伊曲康唑等。有报道单用两性霉素 B 对曲霉病效果较差，可以应用两性霉素 B 脂质体进行治疗。药物应用与副作用同前。氟康唑对肺曲霉菌感染无效。可参考病情的轻重、原发病、免疫功能状态以及药物的安全性和价格等选择药物。两性霉素 B 是治疗侵袭性肺曲霉病的传统药物。目前认为病情较重者，可首选伏立康唑。卡泊芬净适用于患者不能耐受其他药物或其他药物无效时的治疗。

四、肺组织胞浆菌病

（一）概述

肺组织胞浆菌病是由荚膜组织胞浆菌引起的一种传染性很强的肺真菌病。该病主要流行于美洲、非洲及亚洲等地区，欧洲少见，我国大陆非本病流行地区，但相关报道近期呈上升趋势。本病半数患者为儿童，以 6 个月至 2 岁发病率最高，且多为播散型。其临床表现无特异性，多无症状或呈自限性呼吸道感染。严重者可引起全身播散，主要累及单核—巨噬细胞系统。

（二）病因

荚膜组织胞浆菌是一种双相型真菌，在自然界中以菌丝形态存在，在人体组织中则以酵母菌形态出现，以出芽方式繁殖。本菌存在于被蝙蝠、鸡粪等污染的土壤中，在污染严重的地区可见组织胞浆菌病的区域性暴发和流行。本病可由呼吸道、皮肤黏膜、胃肠道等传入，侵入人体后视患者抵抗力而呈局限原发或播散感染。本菌所侵犯的各器官，病理改变基本一致。开始为中央部分增生，巨噬细胞内含有真菌，随后发生组织坏死，周围呈肉芽肿样变化，最后则愈合或纤维化。原发性接触性组织胞浆菌病呈非特异性炎性浸润，间或可见有巨细胞及坏死区。

人类感染的主要途径是经呼吸道吸入小分生孢子，分生孢子芽增殖成酵母菌，引起肺部感染，经血源播散到单核—巨噬细胞系统，可累及全身各脏器。孢子吸入 2～3 周后，细胞介导的免疫能使病变局限，形成肉芽肿，不治自愈，临床上无症状。而免疫功能低下或感染菌量过大者荚膜组织胞浆菌可自肺部病灶经淋巴和血液播散到全身各脏器，引起广泛病变，愈合方式为钙化或纤维化。目前认为，Ⅰ型和Ⅳ

型变态反应参与了肺组织胞浆菌病的发病。

（三）临床表现

一般分为 3 型，潜伏期 9～14 天。

1.急性肺组织胞浆菌病

起病急，发热、寒战、咳嗽、胸痛、呼吸困难，肺部可闻及湿啰音，肝脾大，胸部 X 线检查可见弥漫性与多个浸润区，愈后再检查可见多个大小分布一致的钙化点，为本病特征。

2.慢性肺组织胞浆菌病

可由肺部原发病灶蔓延而致，亦可为二重感染。病程长，肺部呈进行性、退化性病变。任何年龄均可发病，2 岁以下婴幼儿最多见，病死率高。临床表现与肺结核极为相似，发热、咳嗽、盗汗、乏力、体重下降。胸部 X 线检查可见肺实变，以单或双侧上肺多见，部分患儿肺尖形成空洞。病情进行性加重，最终导致肺纤维化和肺功能减退。

3.播散性组织胞浆菌病

此型相对少见，多数患者免疫功能低下，1/3 发生于婴幼儿。起病急缓不一，全身症状明显，发热、寒战、咳嗽、呼吸困难、头痛、胸痛、腹痛、便血、肝脾及淋巴结肿大、低色素性贫血、白细胞减少、血小板减少等。

（四）诊断

结合临床表现和以下辅助检查做出诊断，儿童患者临床表现、影像学等颇似结核病及血液病等，注意鉴别。

1.病原体检查

痰、尿、血、骨髓和分泌物涂片或培养分离出组织胞浆菌，或病理切片发现酵母菌即可确诊。播散型患者外周血涂片瑞氏染色在中性粒细胞和单核细胞内见典型芽状的酵母型组织胞浆菌。

2.组织胞浆菌素皮试试验

皮试后 48～72 小时看结果，以红肿硬结≥5mm 为阳性。皮试阳性提示过去或现在有感染。

3.组织胞浆菌抗体检测

①补体结合试验：是临床诊断的主要依据，检测抗体敏感性高、特异性强，抗体滴度≥1∶8 或近期升高 4 倍以上为阳性；②酶联免疫吸附试验：简便易行，滴度≥1∶16 为阳性，免疫功能低下者可呈假阴性。

4.组织胞浆菌抗原（HAP）检测

从血清、尿液、脑脊液中可检出抗原，阳性提示活动性感染，可提供早期诊断依据。对免疫缺陷的患者更有诊断意义。

（五）鉴别诊断

儿童患者临床表现、影像学等颇似结核病及血液病等，注意鉴别。

（六）治疗

病情较轻者，一般不需要治疗，如需治疗可选用氟康唑、伊曲康唑等。慢性型、播散型患者均需治疗，首选两性霉素 B，有效后改用伊曲康唑维持治疗。也可用两性霉素 B 全程治疗。氟康唑的作用机制和抗菌谱与酮康唑相似，体内抗真菌活性比酮康唑强，生物利用度高，口服吸收好。酮康唑对念珠菌病、曲霉病、组织胞浆菌病等疗效均显著，药物用法与副作用同前。

五、肺毛霉菌病

（一）概述

肺毛霉菌病是由毛霉菌目致病菌引起的肺感染性疾病。虽然少见，但发展迅速，死亡率高。临床上常见致病菌为根霉菌、毛霉菌。其中毛霉菌主要侵犯肺，根霉菌多累及鼻窦、眼、脑及消化道，并可血行播散至全身。肺毛霉菌病可为原发感染，也可继发于鼻窦病变或毛霉菌败血症。

（二）病因

毛霉菌广泛存在于自然界，多寄生于腐朽的草、木、含糖成分高的食物、水果和食草动物的粪便中。任何年龄均可患病，早产儿、免疫功能低下的新生儿易患此病。本病主要是真菌孢子经呼吸道进入人的肺和鼻窦而发病，亦可因吞入引起胃肠道感染。

其次是经皮途径，各种原因导致的皮肤创伤都会使其侵入皮肤而发病。其在培养基中大多生长快，在感染组织内一旦生长则十分迅速。浸润、血栓形成和坏死是其病理特征。镜下显示病变呈急性炎症过程，组织严重坏死、化脓，其中可见大量巨噬细胞及中性粒细胞和嗜酸性粒细胞浸润，间质纤维组织增生，毛细血管壁增厚。病变区域内包括坏死区、血管壁、血管腔和血栓内均可见大量菌丝，但是极少见到肉芽肿，是本病的特征性改变。

正常人体中，血浆能抑制根霉菌属的生长，中性粒细胞有杀伤霉菌菌丝的作用。当机体防御机制被破坏或削弱，病原菌可侵入体内。呼吸道是主要感染途径，也可通过皮肤和肠道感染。毛霉菌菌丝好侵犯血管形成栓塞而引起组织坏死,因此损伤穿透血管内皮细胞是毛霉菌致病的重要环节。而免疫力低下和糖尿病患者的巨噬细胞往往因功能降低而无法抑制被吞噬的孢子发芽。因此,白细胞严重减少和糖尿病是肺毛霉菌病很重要的诱因。研究发现当 pH 控制到 7.4 时,毛霉菌的生长被抑制。病原菌从鼻黏膜及黏膜下组织处生长繁殖,很快破坏组织引起鼻窦炎、眼球周围组织炎,也可直接侵入脑、脑膜、肺。侵入肺脏的孢子可穿过支气管壁进入肺组织和血管,在组织内迅速生长。小动脉血管栓塞和肺实质的急性化脓性炎症,大量白细胞浸润,组织坏死。当毛霉菌侵犯血管时,可引起血栓。血栓形成原因可能为毛霉菌直接侵入血管壁,破坏了血管内膜的完整性,有利于血小板的黏附、聚集,霉菌丝和霉菌毒素又可增强对凝血系统的激活作用,促进了血栓的形成,或由于快速生长的霉菌本身堵塞小动脉,引起组织循环障碍。

(三)临床表现

临床表现为非特异性肺炎,常侵犯肺上叶。按病程长短分为急性、慢性两种类型。急性指症状在 30 天内出现,慢性指症状出现超过 30 天。临床上慢性肺毛霉菌病较少见(约为 18%)。基本临床表现多为发热(使用广谱抗生素无效)、咳嗽、咯血、伴或不伴胸痛。肺部可及啰音和胸膜摩擦音。起自鼻窦病变的患儿有鼻窦隐痛、鼻腔充血或血性分泌物。

(四)诊断

根据临床表现结合以下辅助检查做出诊断。

1.病原体检查

①直接镜检:患儿的痰、脓液、活检肺组织等做 KOH 涂片,镜下可见粗短不分隔的菌丝,菌丝的分支呈直角。HE 染色可清楚着色,而 PSA 染色不能。②真菌培养:需要大量葡萄糖和酸性培养基才能生长。痰培养是一种简易的初步诊断方法,但敏感性不高,相较之下,支气管肺泡灌洗液(BALF)敏感性稍高。

2.组织病理检查

支气管或病灶分泌物、支气管肺泡灌洗液培养、肺组织活检找到毛霉菌可作诊断。组织切片发现血管壁内有粗短、分支而不分隔的毛霉菌丝存在最具诊断意义。

3.分子生物学技术

PCR 技术也被用于毛霉菌的诊断,但临床使用率不高。

4.影像学检查

在胸片及胸部 CT 上可表现为渗出、楔形的实变、单侧或双侧结节样病变、孤立或多发肿块、空洞,形成"晕轮征(halo 征)"和注射造影剂后边缘增强征,或病灶与正常组织间形成新月征,胸腔积液较少见。若毛霉菌侵犯支气管,可出现声音嘶哑,胸片上可表现为纵隔增宽,肺叶不张。

（五）鉴别诊断

本病需与细菌性、病毒性、肺炎性念珠菌性或曲霉菌性肺部感染、肺脓肿、空洞型肺部肿瘤鉴别,有时临床与 X 线影像很难鉴别,需反复进行病原学鉴定。

（六）治疗

目前唯一有效的治疗是两性霉素 B,或联合 5-FC 使用。对于病变局限的病灶,可以采用手术切除加药物治疗。

六、肺孢子菌肺炎

（一）病因

肺孢子菌过去被认为是一种原虫,分子水平研究发现其 RNA 与真菌非常接近,目前已将其列为真菌。肉眼可见肺广泛受侵,质地及颜色如肝脏。肺泡内及细支气管内充满泡沫样坏死孢子菌体与免疫球蛋白的混合物。肺泡间隔有浆细胞及淋巴细胞浸润,致肺泡间隔增厚,达正常的 5～20 倍,占据整个肺容积的 3/4。包囊开始位于肺泡间隔的巨噬细胞质内,其后含有包囊的肺泡细胞脱落,进入肺泡腔;或包囊内的子孢子增殖与成熟,包囊壁破裂后子孢子排出成为游离的滋养体进入肺泡腔。肺泡渗出物中有浆细胞、淋巴细胞及组织细胞。

肺孢子菌的不同株型具有宿主特异性,如主要寄生于人体内的是伊氏肺孢子菌,而以大鼠为中间宿主的则是卡氏肺孢子菌。肺孢子菌环境宿主尚不明确,在人类的传播途径也不十分明了,一般认为通过呼吸道飞沫感染。肺孢子菌肺炎的发生与免疫抑制程度有关,尤其与细胞介导的免疫受损有关。根据动物模型及临床观察证明,肺孢子菌肺炎发生与 T 淋巴细胞免疫功能低下关系密切,目前国外认为凡辅助性 T 细胞 CD4 计数$\leqslant 200/\mu l$ 时发生肺孢子菌肺炎危险甚大,但此标准不适用于小儿尤其 1 岁内婴儿。

（二）临床表现

肺孢子菌肺炎的症状和体征与病原体所导致的炎症反应轻重有关。临床类型有两种。

1.婴儿型

主要发生在 1～6 个月小婴儿,属间质性浆细胞肺炎,起病缓慢,主要症状为食欲缺乏、烦躁不安、咳嗽、呼吸急促及发绀,而发热不显著。听诊时啰音不明显,1～

2周内呼吸困难逐渐加重,可出现鼻翼扇动和青紫。肺部体征少与呼吸窘迫症状的严重程度不成比例为本病特点之一。若不治疗,病程可持续多日甚至数周,25%～50%患儿死亡。

2.儿童型

主要发生于各种原因致免疫功能低下的小儿,起病急骤,与婴儿型不同处为几乎所有患儿均有发热。此外,常见症状为呼吸急促、咳嗽、发绀、三凹征、鼻翼扇动及腹泻。病程发展快,多数未经治疗即死亡。

(三)诊断

由于缺乏特异性症状和体征,并且免疫缺陷患儿可同时合并其他病原(如巨细胞病毒、细菌等)感染,临床上肺孢子菌肺炎的诊断比较困难。确诊需要在肺实质或下呼吸道分泌物中证实肺孢子菌的存在。

1.病原体检查

痰液、支气管肺泡灌洗液和各种肺活检标本中借助特殊染色(姬姆萨、哥氏银染、甲苯胺蓝等)镜检寻找病原体。雾化吸入3%盐水诱导排痰是侵入性最小的获取标本方法,因需患儿合作,常用于5岁以上患儿,其阳性率为20%～40%。经纤维支气管镜行支气管肺泡灌洗和肺活检查找病原体为多数患者的首选方法,阳性率可达75%～95%。对气管插管机械通气患者,可经气管插管注入无菌生理盐水灌洗。

2.组织病理检查

开胸肺活检可提供足够标本用于组织病理学检查,敏感性最高,但因有创伤而临床应用受限。

3.影像学检查

胸部X线检查可见双侧弥漫性颗粒状阴影,自肺门向周围伸展,呈毛玻璃样,伴支气管充气征,之后变成致密索条状,索条间有不规则片块状影。后期有持续的肺气肿,肺野外周更为明显。可伴纵隔气肿及气胸。肺部高分辨CT可见广泛毛玻璃状改变和囊泡状损害。

(四)鉴别诊断

本病需与细菌性肺炎、病毒性肺炎、真菌性肺炎、ARDS及淋巴细胞性间质性肺炎(LIP)等相鉴别。其中LIP与本病因均易发生于艾滋病患儿很难鉴别,但LIP多呈慢性过程,以咳嗽及肺内干啰音为主要表现。有全身淋巴结及唾液腺增大,可在肺活检标本中查出有关EB病毒感染的证据(EBV-DNA)。

（五）治疗

肺孢子菌肺炎：TMP-SMZ 是首选药物，疗程 2～3 周。卡泊芬净对肺孢子菌肺炎有一定疗效，可用于 TMP-SMZ 耐药或重症患者。

（六）预防

在下列情况下建议使用药物预防：①免疫抑制患者已有 1 次肺孢子菌肺炎发作史；②儿童发生严重细胞介导的免疫缺陷病，如严重联合免疫缺陷综合征、器官移植受者和艾滋病患者；③患淋巴组织增生性恶性肿瘤和其他类型恶性肿瘤需要化疗的患儿。

预防首选药物为 TMP-SMZ、TMP 和 SMZ。若不能耐受 TMP-SMZ，对 5 岁以上的患儿可考虑喷他脒雾化吸入，5 岁以下给予氨苯砜口服。但预防阶段的疗程应根据病情和临床需要而决定，并应随访和注意不良反应。预防治疗的持续时间无明确规定或到免疫缺陷消除为止。预防仅在用药期间有效，因此高危患者应坚持用药，但预防用药不能保证完全防止肺孢子菌肺炎的发生。

第十节　过敏性肺炎

一、概述

过敏性肺炎（HP）又称为外源性变应性肺泡炎，是易感者吸入具有抗原性的有机粉尘及低分子无机物质所引起的免疫反应性肺损伤。HP 主要累及肺的间质和肺泡。有学者首次描述了本病，随后才被 Campbell 以"农民肺"形式描述，认为主要是吸入了发霉的干草。随着现代农业技术的发展，"农民肺"正逐渐减少，而对鸟类抗原过敏的"饲鸟者肺"逐渐增多。

二、病因

引起 HP 的抗原很多，能进入肺泡的抗原或抗原片段直径一般均$<10\mu m$，多数$\leqslant 5\mu m$。常见的变应原有真菌孢子、细菌产物、动物蛋白质、昆虫抗原、甲苯和二苯甲烷二异氰酸盐等有机及无机尘埃微粒。急性 HP 表现为呼吸性细支气管和肺泡腔中性粒细胞浸润，弥漫性肺泡损伤并伴有坏死性小血管炎。亚急性 HP 的典型病理特征包括淋巴细胞性间质性炎症、细胞型细支气管炎和非坏死性肉芽肿，有

人将其称为 HP 病理三联征。慢性 HP 间质纤维化是显著的特点,纤维化主要发生在肺的中上部分。

一般认为Ⅲ型变态反应与过敏性肺炎的发病密切相关,由于暴露于抗原,局部免疫反应形成大量的免疫复合物,急性期肺泡上皮细胞表面的免疫复合物,不能被单核—巨噬细胞及时清除,免疫复合物通过经典途径激活补体,使中性粒细胞趋化;免疫复合物还直接激活肺泡巨噬细胞产生炎症介质,促进炎性反应发生,结果使得炎性细胞、细胞外液、蛋白在肺泡聚积,影响气体交换,产生急性肺损伤。支气管肺泡灌洗液中高滴度的 IgG 抗体及肺内补体的激活提示与Ⅲ型变态反应有关。随着病程进展,T 细胞介导的变态反应占主导地位,导致慢性炎症,单核细胞浸润和散在的非干酪性肉芽肿形成,后期是肺间质纤维化和机化的阻塞性细支气管炎,提示Ⅳ型迟发变态反应也参与其中。此外,基因多态性和过敏性肺炎的发生有一定关联。有报道"饲鸽者肺"通常 HLA-DRBI * 1305、HLA-DRQBI * 0501、TNF-α(308)启动子表达多见,HLAB8 与农民肺有关。

三、临床表现

HP 的临床表现差异较大,取决于接触抗原的量与频度、暴露时间以及宿主的反应性。急性 HP 常发生于短而强的抗原暴露后,发病的临床症状与急性细菌性和病毒性肺炎相似,有呼吸道和全身性两个方面。在接触抗原 4～6 小时后出现发热、寒战、全身不适、咳嗽、呼吸困难。体格检查见急性病容,呼吸急促,重者可有发绀和咯血,两肺可闻及细湿啰音。6～24 小时后症状达高峰,然后自然缓解。一般在抗原暴露停止后几小时、几天甚至数周痊愈。少数特应性患者接触抗原后可先出现喘息、流涕等过敏反应。"农民肺"通常被认为是急性 HP 的典型代表。亚急性 HP 为频繁反复接触过敏原,症状在较长的时间里反复,逐渐出现持续的咳嗽和呼吸困难,常体重减轻,可有低热,每次发作肺部损害加重。慢性 HP 是指长期暴露于低强度抗原所致,也可以是急性或亚急性反复发作后的结果。症状包括慢性咳嗽、进行性呼吸困难、疲乏和食欲减退。最终可导致肺纤维化,蜂窝肺,慢性肺功能不全。暴露于鸟类抗原的 HP 常表现为亚急性和慢性,会有更为明显的肺纤维化。慢性型亦可由长期暴露于污染了微生物的供热或供冷系统所致。

四、辅助检查

1.血液学检查

急性发作时,外周血检查,白细胞升高达$(15\sim25)\times10^9/L$,伴中性粒细胞增高,嗜酸性粒细胞一般不增多,不过偶可见到嗜酸性粒细胞增多达10%。

2.特异性抗体

除饲鸟者肺外,IgE一般正常。丙种球蛋白可升高到$20\sim30g/L$,伴IgG、IgM及IgA升高,急性患者类风湿因子可为阳性,偶尔血沉增快。可以有抗原特异性沉淀抗体IgG增高,血清中抗原特异性抗体的出现与预后没有关系,无症状的暴露者血清也存在沉淀抗体。但是一旦出现血清学抗体阳性,则是HP重要的预测因子。

3.肺功能检查

急性HP表现为限制性通气障碍伴有弥散功能降低,无明显气道阻塞。急性期的肺功能异常是可逆的,但如果肺实质损害明显,在无症状阶段,也会有肺容量和流速的异常。慢性HP主要的异常是限制性通气障碍,部分患者伴有阻塞性通气功能障碍,弥散功能常是降低的。

4.胸部影像表现

(1)X线胸片:急性HP常表现为毛玻璃状渗出影、粟粒或小结节状阴影,在双肺中部及底部较明显,以后扩展为斑片状致密阴影。亚急性HP见不均质性阴影或小结节影,部分正常的肺组织被网状影取代。慢性HP肺体积变小,见条索状高密度影。

(2)胸部HRCT:胸部HRCT是诊断HP的重要手段,急性HP在HRCT的表现似急性肺水肿,肺野密度增加,呈现弥漫性毛玻璃样的阴影,肺泡实质性阴影。亚急性HP主要表现为斑片状或双侧弥散分布的磨玻璃影伴边界不清的小叶中心性结节。慢性HP肺纤维主要表现为不规则的索条状阴影,病变以上中肺野受累多见。

5.支气管肺泡灌洗液(BALF)

BALF对HP的诊断有重要的帮助,通常HP患者细胞总数增加,特别是淋巴细胞增加(可占30%~70%),其中以抑制性T细胞($CD8^+$)增高为主,故常见$CD4^+/CD8^+<1$。但急性期$CD4^+$可占主导。

6.肺活检

通常在临床诊断困难,虽可疑HP,但患者避免接触抗原后临床症状仍不能缓解,临床和影像学显示可能存在其他可以治疗的疾病时,需考虑实施外科肺活检。通常需要较大的组织块,所以一般胸腔镜或开胸肺活检值得推荐。但是肺活检的实施应该与风险充分权衡。

五、诊断

(1)仔细询问病史,了解患者的生活环境和爱好,症状的发作与消失是否与某种环境暴露和避免有关,寻找病因线索。

(2)症状、体征及肺功能改变,X线变化及免疫学检查,特别是血清中发现有致敏原的特异性抗体有助于诊断。

(3)HP的6个临床预测因素:暴露于已知抗原、血清抗体阳性、反复发作的症状、吸气相啰音、暴露于已知抗原后4～8小时出现症状、体重下降。

(4)患者在一定的环境条件下(如饲鸟、接触枯草、空调等)出现发热、咳嗽等症状以及相应影像学的改变,而再次暴露于同样的环境中反复出现以上改变者,基本可以诊断本病。如果没有确定的环境因素(或特异性抗原),诊断需要抗原的特异性抗体测定阳性和组织病理学检查。

六、鉴别诊断

HP的症状和体征应与呼吸系统的感染性疾病鉴别,如病毒和细菌性肺炎、支原体肺炎、粟粒性肺结核,其影像学的弥漫性表现又要和多种间质性肺炎鉴别。此外还要与嗜酸性粒细胞肺浸润、闭塞性细支气管炎等疾病相鉴别。

七、治疗

1.避免接触抗原

脱离抗原是治疗HP最基本、最重要的措施,很多病例在停止接触抗原后可自行缓解。

2.糖皮质激素治疗

糖皮质激素对本病有显著的疗效,在临床上已得到广泛的应用。儿童HP应用糖皮质激素的依据来自成人的研究。临床症状轻微,各项检查无显著异常,日常的活动并无明显障碍,脱离或去除抗原后症状逐步好转者可以暂不使用药物,继续观察。肺部病变广泛可用激素治疗,急性 HP 泼尼松 1～2mg/(kg・d),连用 1～2 周,然后在 4～6 周逐渐减量,必要时给予大剂量冲击治疗后改口服,减量的速度根据患者的临床状况决定。亚急性或慢性型泼尼松初始剂量为 1mg/(kg・d),临床症状改善开始减量,然后逐渐减少至能维持患者正常功能状态的最低剂量,症状完全缓解可以停药。

八、预防

在高危人群中实施科普知识教育,例如农民在使用肥料前先将其弄湿,减少嗜热放线菌孢子的播散;养鸟者经常通风换气,戴口罩打扫鸟棚卫生;空调器或加湿器应经常清洗。一旦抗原证实,避免接触是最重要的防治措施。HP 的预后非常不同,主要取决于抗原的性质和患者的易感性。通常急性期患者如能得到及时正确的诊断和治疗,许多患者可以完全恢复,预后较好。亚急性和慢性一旦进展为肺纤维化,会导致呼吸衰竭及死亡,但这在疾病起病阶段无法预知。儿童的 HP 很少,多数为接触鸟类抗原,少数为接触真菌的生物气溶胶,大多数预后较好(脱离环境或使用激素),但也有死亡病例。

第十一节　嗜酸性粒细胞性肺炎

一、概述

嗜酸性粒细胞性肺炎的相关名称较多,如嗜酸性粒细胞肺浸润、肺嗜酸性粒细胞增多症、肺嗜酸性粒细胞综合征等,但目前倾向于嗜酸性粒细胞性肺炎(ELD)。ELD 是指以气道和(或)肺实质嗜酸性粒细胞增多为特征的一组病因明确或尚未明确的异质性临床疾病,伴有或不伴有外周血嗜酸性粒细胞增多。ELD 并非一个独立的疾病,其疾病谱庞杂,现多采用 Allen 和 Davis 所提出的 10 种疾病归为 ELD,这类疾病包括:单纯型肺嗜酸性粒细胞增多症(SPE,或称 Loffler 综合征)、急性嗜酸性粒细胞性肺炎(AEP)、慢性嗜酸性粒细胞性肺炎(CEP)、特发性高嗜酸性粒细胞综合征(IHES)、变应性肉芽肿性血管炎(或称 CSS)、变应性支气管肺曲霉病(ABPA)、支气管中心性肉芽肿病(BG)、寄生虫感染(包括单纯型肺嗜酸性粒细胞增多症、热带型嗜酸性粒细胞增多症、内脏幼虫移行症)及药源性嗜酸性粒细胞性肺炎。

二、病因

ELD 的病因可分为已知病因和未知病因。已知病因包括寄生虫、植物花粉、真菌孢子、药物等。此类疾病的共同病理特点为肺实质和间质组织中嗜酸性粒细胞(EOS)的广泛浸润。依据 ELD 的病因及病理,目前存在许多分类方案,但尚未完全统一。

EOS 在 ELD 发病机制中所起的作用尚不十分清楚,但它的作用可能是多方面的,包括组织炎症和损伤的启动、持续和放大。EOS 受 T 辅助细胞的调控,释放大量的细胞因子、氧自由基和花生四烯酸代谢产物等,参与肺组织的损伤过程。嗜酸性粒细胞颗粒内贮存多种酶和阳离子多肽,包括嗜酸性粒细胞阳离子蛋白、主要碱性蛋白和过氧化物酶等,能激活肥大细胞脱颗粒和炎症的一系列反应。在不同疾病中,EOS 可能发挥不同的作用,引起相应的肺损伤。

三、临床表现

除了肺组织嗜酸性粒细胞增多的共同特点外,ELD 不同疾病之间缺乏密切的临床联系。ELD 临床表现缺乏特异性,常见的症状包括咳嗽、胸闷和气喘等,部分有发热,可以是急性、亚急性或慢性起病,病情轻重不一,可以是一过性轻微症状,也可出现严重呼吸衰竭致死。对伴有哮喘症状者可考虑 ABPA、BG、CSS 和 CEP,多系统受累提示 CSS 和 IHES。

四、辅助检查

1.实验室检查

(1)嗜酸性粒细胞:一般认为,外周血嗜酸性粒细胞百分比较嗜酸性粒细胞的绝对值的准确性差,故诊断时更多采用嗜酸性粒细胞绝对值。通常将其绝对值计数$(0.5 \sim 1.5) \times 10^9$/L 定为轻度增多,$(1.5 \sim 5.0) \times 10^9$/L 为中度增多,超过 5.0×10^9/L 为重度增多。除 AEP 外,其他 ELD 外周血多有嗜酸性粒细胞增高。BALF 中嗜酸性粒细胞增高的百分比与经肺活检获得的组织嗜酸性粒细胞数有较好相关性,故评价 BALF 中嗜酸性粒细胞增加仍用百分比。由于部分 ELD 并不伴有外周血嗜酸性粒细胞增多,BALF 可能为 ELD 提供第一线甚至是仅有的诊断指标,但对灌洗液中的细胞是来自气道还是肺泡往往难以确定。正常情况下 BALF 中嗜酸性粒细胞不超过 1%,超过 5% 被定义为嗜酸性粒细胞增多,但在 5%～25% 之间常常是非特异性的,除 ELD 外,也可见于其他间质性肺病(如特发性肺纤维化),超过 25% 被定义为重度增多,则主要见于 ELD,特别是 SPE、AEP、CEP、IHES 和 CSS 等。

(2)免疫学指标:ELD 多有血清总 IgE 水平增高,明显增高者提示抗中性粒细胞胞浆抗体(ABPA),血清 ANCA(＋)提示 CSS。

(3)肺功能检测:对 ELD 的评价和鉴别诊断意义不大,在 AEP、CEP 多显示为限制性通气功能障碍,而在 ABPA、BG、CSS 常显示阻塞性通气功能障碍。

(4)肺活检:经支气管肺活检(TBLB)能显示嗜酸性粒细胞肺浸润的证据并排除感染等病变,对 ELD 的诊断有一定的帮助,但因所获取的肺组织较小且不易获得血管组织,对 ELD 的鉴别诊断作用有限。开胸或胸腔镜肺活检被认为是本类疾病诊断的金标准,对 CSS 和 BG 的确定诊断是必要的,对 AEP 和 CEP 也有帮助,但对 ABPA、IHES、寄生虫感染和药物反应多无必要,因而主要适用于经临床、影像及支气管镜检查仍不能确定诊断者。

2.影像学检查

胸部 X 线表现可为肺部片状或云雾状的浸润性阴影,虽然没有特异性,但有些特征性的表现特别是 HRCT 有可能提示某些特异的诊断,如短暂的游走性浸润提示 SPE。广泛的双肺外侧浸润影提示 CEP,近端支气管扩张和分支样黏液栓影提示 ABPA。

五、诊断

ELD 并非一种独立的疾病,通常认为当患者出现下列任何情况之一均可诊断为 ELD:①肺部阴影伴外周血嗜酸性粒细胞增多;②开胸或胸腔镜肺活检(SLB)或经支气管镜肺活检(TBLB)证实组织中嗜酸性粒细胞增多;③支气管肺泡灌洗液(BALF)嗜酸性粒细胞增多。

ELD 的诊断多以常规实验室检查时发现外周血嗜酸性粒细胞增多为本病的诊断提供线索。外周血嗜酸性粒细胞不高不能否定 ELD 的诊断。绝大多数 ELD 常伴有外周血嗜酸性粒细胞增多,较容易考虑到该诊断。但应当注意,外周血嗜酸性粒细胞可因糖皮质激素的应用促使嗜酸性粒细胞转移到组织或凋亡,而在几小时内从血流中消失,因此在外周血常规及细胞分类检查前应用糖皮质激素可能会导致 ELD 的漏诊。此外,AEP 病初外周血嗜酸性粒细胞多不增高,这与其他嗜酸性粒细胞性肺炎不同,应当特别注意以避免漏诊。

六、鉴别诊断

1.过敏性肺炎

过敏性肺炎有多种致病原,其中以放线菌最常见。临床主要表现为干咳、呼吸困难、发热、寒战。外周血 EOS、血清 IgE 均正常;镜检正常;胸部 X 线检查表现为斑点状或弥散性浸润。

2.韦格纳肉芽肿

病变主要累及上、下呼吸道和肾脏,较少累及胃肠道、神经、心脏组织,而肺变应性肉芽肿性血管炎也常累及上呼吸道。典型的肺部侵犯表现为多发性、双侧性、结节性空腔浸润。肾脏受累是韦格纳肉芽肿的一个最重要的临床特征,典型病理改变为小动静脉的坏死性血管炎伴血管内或血管外肉芽肿形成。

七、治疗

Loffler 综合征可不治自愈,ABPA、AEP、CEP、IHES 的治疗仍主要是糖皮质激素,CSS 推荐使用糖皮质激素和免疫抑制剂,真菌感染予抗真菌治疗,丝虫感染可给予乙胺嗪等抗丝虫药物治疗。

八、预防

避免环境暴露,积极锻炼肺功能,定期随访。

第十二节 慢性肺炎

一、概述

儿童急性肺炎经过及时治疗,一般 1~2 周即可完全恢复,发展成慢性肺炎的很少见。凡肺炎病程超过 3 个月者称为慢性肺炎。近年来小儿急性肺炎病死率降低，但重症肺炎患儿未彻底恢复、复发和演变成慢性肺炎者并不少见。因此，及时防治慢性肺炎非常重要。

二、病因

慢性肺炎的形成常常与一些促成因素有关。常见的有：①营养不良、佝偻病、先天性心脏病及肺结核患儿患肺炎时；②病毒感染引起的间质性肺炎，如腺病毒、麻疹合并腺病毒感染等；③某些位于支气管深部的异物，特别是缺乏刺激性而不产生初期急性发热的异物，可被忽视而长期存留在肺部，形成慢性肺炎；④反复发生的上感、支气管炎、鼻窦炎、胃食管反流、气管食管瘘等；⑤原发性和继发性免疫缺陷患儿；⑥原发或继发的气道上皮纤毛形态与功能异常，如先天性纤毛不动症等；⑦支气管肺发育异常、支气管扩张等。

慢性肺炎的病变可侵及各级支气管、肺泡、间质组织和血管。由于肺部炎症持续存在，使支气管壁弹力纤维破坏，终因纤维化而致管腔狭窄。同时，由于分泌物堵塞管腔而发生肺不张，终致支气管扩张。由于支气管壁及肺泡间壁的破坏，空气经过淋巴管散布，进入组织间隙，可形成间质性肺气肿。局部血管及淋巴管也发生增生性炎症，使管壁增厚，管腔狭窄。

慢性肺炎的发生与患儿呼吸道防御功能、机体免疫功能下降及病原体的致病性有关。当患者呼吸道防御功能出现异常时，如先天性支气管狭窄、支气管软化、气管性支气管、支气管桥、支气管扩张、原发性纤毛运动障碍纤毛结构或功能障碍及囊性纤维性变时，患儿气道清除功能出现异常，呼吸道分泌物不易排出气道，容易引起肺部炎症。当肺部出现炎症时，气道分泌物增多，痰液及病原体不易从呼吸道排除而滞留在气道内，使炎症持续存在，引起慢性肺炎。另外，当患者机体免疫功能低下时，容易感染条件致病菌如不动杆菌属、阴沟杆菌、假单胞菌属、真菌等条件致病菌感染，由于这些细菌多重耐药，治疗困难，导致病情迁延。

三、临床表现

慢性肺炎的特点是周期性的复发和恶化，呈波浪形经过。由于病变的时期、年龄和个体的不同，症状多种多样。在静止期体温正常，无明显体征，几乎没有咳嗽，但在跑步和上楼时容易气喘。在恶化期常伴有肺功能不全，出现发绀和呼吸困难，并由于肺活量和呼吸储备减少及屏气时间缩短等,引起过度通气的外呼吸功能障碍。恶化后好转很缓慢,经常咳痰,甚至出现面部水肿、发绀、胸廓变形和杵状指(趾)。由于肺气肿、肺功能不全而引起肺循环阻力增高,肺动脉压力增高,右心负担加重,可发生肺源性心脏病。还可能有肝功能障碍。

不同病因引起的慢性肺炎其临床表现有所不同。支气管异物引起的慢性肺炎常表现为同一部位的慢性化脓性感染,可伴有肺气肿、肺不张。支气管扩张表现为长期咳嗽、咳脓痰,慢性化脓性肺部感染,肺部固定湿性啰音,杵状指(趾)。对于患慢性化脓性肺炎的儿童,应疑有支气管扩张。杵状指(趾)的存在对支气管扩张有提示性,但病程短或较局限的支气管扩张可无杵状指(趾),易误诊。CT检查在肺实变阴影内看到扩张的支气管征象可明确诊断。先天性肺发育异常如肺隔离症、肺囊肿等,这些畸形常在合并肺炎时发现,表现为肺炎治疗后,发热、咳嗽、咳痰等临床症状被控制,而肺部固定阴影不能完全吸收,或同一肺叶反复感染。原发性纤毛运动障碍纤毛结构功能障碍时,呼吸道黏液清除障碍,病原微生物潴留于呼吸道,导致感染迁延不愈或反复肺部感染。临床特点是痰多,可伴有喘息,由于整个呼吸道黏膜均受累,还表现为慢性化脓性鼻炎、鼻窦炎、慢性分泌性中耳炎。诊断依赖纤毛活检电镜观察。Kartagener综合征患儿除上述表现外,还可有内脏错位、先天性心脏病、脑积水、食管闭锁等畸形。如果患儿有内脏转位、支气管扩张、鼻窦炎三联征,可临床诊断Kartagener综合征。免疫缺陷病患儿易发生真菌或其他条件致病菌的感染,这些病原体感染常引起慢性化脓性肺炎,如曲霉、念珠菌、奴卡菌等感染。如果患儿既往或同时伴有皮肤、消化道等部位感染,更应高度怀疑免疫缺陷病,应进行免疫功能检测,包括IgG、IgA、IgM、IgE和T细胞亚类、IgG亚类、补体水平和吞噬细胞功能等。

四、辅助检查

1.影像学检查

X线胸片:慢性肺炎均需要做胸片检查,以观察肺部病变情况。胸片可显示两肺炎症性变化。部分患者中下野及肺门区肺纹理可呈蜂窝状,出现小泡性肺气肿,随病变的发展还可发生支气管扩张、后期可出现右心室肥大及肺动脉段突出等肺源性心脏病的X线征象。胸部CT能检出常规胸片分辨困难的病变,如大片实变影、肿块、结节、胸膜病变和包裹积液的性质和部位。气道重塑检查:怀疑支气管肺发育异常如支气管桥、支气管狭窄,支气管肺发育不良以及气管异物等,可以做气道重塑检查。对血管畸形引起的气道狭窄如双主动脉弓、右位主动脉弓、肺动脉吊带等,64 排螺旋 CT 可以明确诊断。磁共振成像(MRI)对软组织有很高分辨率,肺部或胸膜有团块状影时,可以做该项检查。

2.病原学检查

准确的病原学诊断对慢性肺炎来讲比治疗更重要。病原学检查包括痰培养、血培养、病原体抗体检查及 PCR 检查等。由于呼吸道标本无法做到无菌,因此,除呼吸道标本外,应常规做血培养。另外,呼吸道分泌物细菌学培养不仅存在假阴性,更存在假阳性问题,判断结果时,还要参考细菌浓度,尤需重视半定量培养。呼吸道分泌物中分离到的表皮葡萄球菌、微球菌、肠球菌、念珠菌和厌氧菌的临床意义不明确,要注意分析,必要时可以经支气管镜气道防污染采标本技术。不动杆菌、金葡菌、铜绿假单胞菌、肠杆菌、单胞菌、军团菌、真菌、腺病毒、麻疹病毒和结核分支杆菌是引起慢性肺炎的重要病原体,要重视这些特殊病原体的检查。

3.支气管镜检查术

如同一部位反复肺炎,伴肺气肿、肺不张或肺部病变持续存在,要行支气管镜检查术,以观察是否存在支气管异物、痰液栓塞、支气管内膜炎等病变。还可进行局部灌洗,取得灌洗液作涂片革兰染色或细菌培养,对协助诊断及治疗均有帮助。支气管黏膜活检有助于纤毛功能障碍的诊断。

4.其他

(1)免疫功能检查:慢性肺炎患者常常存在免疫功能缺陷,要进行免疫功能检查,包括细胞免疫和体液免疫。另外,要重视一些少见的引起慢性肺炎的免疫缺陷病如慢性肉芽肿病、γ-INF 受体缺陷病等,必要时做基因测定。

(2)纤毛功能测定:可以做糖精试验、纤毛活检电镜检查。

(3)对慢性吸入吞咽功能障碍患儿或怀疑由慢性误吸引起的肺炎,可以做食管钡餐检查,或进行胃食管 pH 监测,可以明确诊断。

五、诊断

慢性肺炎患者常常有基础疾病或促成因素,患者病史长,详细询问病史对诊断及治疗有很大的帮助。如患儿反复同一部位肺炎,要考虑是否局部气道功能有问题,如深部支气管异物、支气管扩张、先天性支气管—肺发育异常、支气管黏膜结核等,可进行 CT、气道重塑检查,必要时可行支气管镜检查。如是多部位肺炎,要注意真菌感染、结核病、免疫功能缺陷等。如慢性肺炎伴痰多,时有喘息,有慢性化脓性鼻炎、鼻窦炎、慢性分泌性中耳炎等，要注意有纤毛功能障碍，可进行糖精试验以评估鼻黏膜黏液纤毛传输系统功能或进行纤毛活检电镜观察。若慢性肺炎治疗后，发热、咳嗽、咳痰等临床症状被控制，而肺部固定阴影不能完全吸收，注意先天性肺发育异常，如肺隔离症、肺囊肿等。患儿除慢性肺炎外，有全身多部位的反复化脓性感染，多为葡萄球菌、大肠埃希菌、沙门菌属、白色念珠菌、放线菌等，要注意慢性肉芽肿病。

六、鉴别诊断

1.肺结核

慢性肺炎要特别注意与结核病鉴别。反复发生上、下呼吸道感染或传染病后肺部感染迁延不愈时，要注意排除肺结核。追问结核病接触史、结核菌素试验和 X 线检查，肺门及气管旁淋巴结肿大，可协助诊断。

2.机化性肺炎伴闭塞性细支气管炎

胸部 X 线片或 CT 可表现为双肺多发斑片浸润影，也可表现为肺外周实变影，或孤立性肺部阴影，实变区内有支气管充气影，易误诊为慢性肺炎。本病一般为干咳无痰，高热不明显，听诊肺部有 Velero 啰音，肺功能呈轻—中度限制性通气功能障碍，肺部影像学变化随时间变化不大。肺活检是诊断的金标准。

3.慢性嗜酸性粒细胞性肺炎

表现为长期发热、咳嗽，肺部外周实变影。但患儿外周血及痰中可有嗜酸性粒细胞升高，无嗜酸性粒细胞升高者易误诊为感染性肺炎，必要时肺活检鉴别。

4.急性或慢性过敏性肺泡炎

本病因反复少量或持续吸入抗原引起。起病隐匿，表现为长期发热、咳嗽，与感染性肺炎相似，但肺部 CT 表现为网状或网结节阴影，常伴有呼吸困难，肺功能多呈限制性通气功能障碍，一些因素可影响肺炎的吸收消散，如有菌血症、多叶病变时，肺炎吸收缓慢。特异性过敏原检查阳性或吸入特异性过敏原后，临床症状及检查阳性结果再现可明确诊断。

5.肺肿瘤

如恶性淋巴瘤，可表现为迁延性甚至慢性肺部浸润，但常伴有肝脾大或肾脏损害。

6.其他

一些病原体肺炎如军团菌、支原体肺炎，部分病变吸收很缓慢。如果有病原学依据,经治疗后症状消失,浸润阴影逐渐吸收,无上述机体因素等原因,可考虑为不易吸收消散的肺炎,进一步动态观察。

七、治疗

对本症的治疗需坚持长期综合措施。

1.一般处理

包括室内通风换气,保持空气新鲜。如有低氧血症,给予吸氧。积极预防呼吸道感染。加强支持治疗,供给富有营养及维生素的饮食。

2.去除病灶

积极治疗营养不良及佝偻病。治疗鼻窦炎、支气管扩张,增强免疫支持治疗。

3.抗生素

要正确合理地使用抗生素。可根据痰培养及药物敏感试验的结果选择抗生素。无痰患者可用雾化吸入诱导痰排除。在细菌未分离出以前,可按经验选用抗生素。慢性肺炎病程长,以院内获得性肺炎为主,病原菌多为革兰阴性菌,如铜绿假单胞菌、阴沟杆菌、克雷白杆菌、大肠埃希菌、变形杆菌等,球菌中耐药金葡菌、表皮葡萄球菌及肠球菌也不少见。另外,慢性肺炎常常是混合感染,在治疗时应考虑广谱及联合用药。多种抗生素不敏感时要考虑非细菌感染,如真菌、病毒等。

对于支气管扩张症患者可以应用小剂量大环内酯类药物。近年来研究显示小剂量大环内酯类抗生素可抑制气道上皮黏蛋白的产生,抑制中性粒细胞在气道黏膜的聚积以及气道上皮的黏液分泌,抑制生物被膜形成。有研究显示支气管扩张患者连续应用 12 个月小剂量红霉素,可显著减少肺部症状加重。

4.其他

激素可以促进病灶吸收,抑制增生,但长期大剂量应用则抑制免疫功能,故仅可酌情短暂使用。有免疫缺陷的患儿可采用免疫促进疗法,根据具体情况分别选用人血丙种球蛋白、转移因子、胸腺素或中药治疗,必要时可采用骨髓移植以重建免疫功能。

八、预防

儿童慢性肺炎的预后大多与基础疾病有关,去除基础疾病后,许多慢性肺炎可以痊愈。因此,要积极寻找、治疗基础疾病。婴幼儿时期要加强锻炼、注意营养均衡。预防麻疹、百日咳、流感和腺病毒感染,有免疫缺陷的患儿可采用免疫促进疗法。急性肺炎病理的恢复比临床恢复晚。因此,在重症肺炎的恢复期应进行理疗和体操,并于出院后随访和继续治疗,直至彻底痊愈为止。对慢性鼻窦炎及反复发生的支气管炎,也应积极防治。

第五章 造血系统疾病

第一节 营养性缺铁性贫血

营养性缺铁性贫血是指体内铁缺乏导致血红蛋白合成减少所致的一种营养性贫血,在小儿贫血中最常见。临床特点是小细胞低色素性贫血、血清铁蛋白减少和铁剂治疗有效。任何年龄均可发生,以6个月至2岁的婴幼儿发病率最高,为我国儿童保健重点防治的"四病"之一。

一、临床表现

本病起病缓慢,大多不能确定发病时间,不少患儿往往因其他疾病就诊时才发现已患有本病。本病临床表现因病情轻重而有不同。

(一)一般表现

皮肤、黏膜逐渐苍白,以口唇、结膜和甲床处最明显。易疲乏,不爱活动,体重不增或增加缓慢。年长儿可诉头晕、耳鸣、眼前发黑等。

(二)骨髓外造血表现

肝、脾、淋巴结轻度肿大。且年龄越小、病程越长、贫血越重,肝、脾大越明显。

(三)非造血系统表现

1.消化系统

食欲减退,少数有异食癖。可出现恶心、呕吐、腹泻。可有口腔炎、舌炎或舌乳头萎缩等。严重者可出现萎缩性胃炎或吸收不良综合征。

2.神经系统

精神萎靡或烦躁不安,年长儿常伴记忆力减退、注意力不集中、理解力降低等,智力多较同龄儿低。

3.心血管系统

明显贫血时心率增快,心脏扩大,心前区收缩期吹风样杂音,甚至发生心力衰竭。

4.其他

因上皮组织异常出现指(趾)甲薄脆、不光滑,甚至反甲(匙状指)。重度贫血患儿因免疫功能降低易合并感染。

二、实验室检查

1.血象

血红蛋白降低比红细胞数减少明显,呈小细胞低色素性贫血。红细胞大小不等,以小细胞为主,中央淡染区扩大,MCV<80fl,MCH<26pg,MCHC<0.31。网织红细胞数大多正常或轻度减少。白细胞、血小板一般无改变。

2.骨髓象

骨髓以中、晚幼红细胞增生活跃。各期红细胞均较小,胞浆的量少,染色偏蓝(血红蛋白量少),显示胞浆的成熟程度落后于胞核。粒细胞系及巨核细胞系多正常。

3.铁代谢检查

①血清铁蛋白(SF):可较敏感地反映体内铁贮存的情况。当 SF<12μg/L 时提示缺铁。在 ID 期即下降,IDE 和 IDA 期降低更明显。②红细胞游离原卟啉(FEP):FEP 增高是 IDE 期的典型表现。当 FEP>0.9μmol/L(50μg/dL)时提示细胞内缺铁。FEP 升高还见于铅中毒,慢性炎症和先天性原卟啉增多症等。③血清铁(SI)、总铁结合力(TIBC)和转铁蛋白饱和度(TS):反映血浆的含铁量,在 IDA 期出现。营养性缺铁性贫血时 SI 下降,TIBC 增高。SI<9.0~10.7μmol/L(50~60μg/dL),TIBC>62.7μmol/L(350μg/dL),TS<15% 有诊断价值。感染、恶性肿瘤、类风湿关节炎时 SI 也可下降,应注意区别。④骨髓可染铁:反映体内贮存铁的敏感而可靠的指标。缺铁时铁粒幼细胞减少,细胞内铁减少,细胞外铁明显减少或消失,如<15%提示体内贮存铁减少。

三、诊断

(1)根据临床表现,结合病史尤其是喂养史、血象特点一般可做出初步诊断。

（2）铁代谢的生化检查提示机体缺铁，可确诊本病。

（3）必要时做骨髓检查，幼红细胞胞浆发育落后于胞核可协助诊断。

（4）当临床表现不典型时试用铁剂治疗。若用药2～3天后网织红细胞开始增加，7～10天达高峰，2～3周后下降至正常，即说明铁剂治疗有效，可证实诊断。

四、治疗

营养性缺铁性贫血的治疗原则主要是祛除病因、补充铁剂，必要时予以输血治疗。

（一）一般治疗

加强护理，避免感染，注意休息，重度贫血患儿应注意保护心脏功能。

（二）病因治疗

合理搭配膳食，纠正不良饮食习惯，积极治疗原发病以祛除病因。

（三）铁剂治疗

1.口服铁剂

首选口服法。一般选用二价铁盐制剂，较易吸收，疗效好。常用制剂有硫酸亚铁、富马酸亚铁和葡萄糖酸亚铁等。口服元素铁为每日4～6mg/kg，分3次口服。宜在两餐之间服用、从小剂量逐渐全量以减少对胃黏膜的刺激；可与维生素C、果汁等酸性物质同服以促进铁的吸收；禁与牛奶、茶、咖啡、抗酸药等碱性物质同用，以防止抑制铁剂的吸收；液体铁剂可用滴管或吸管服用，服后及时刷牙，以免染黑牙齿；服用铁剂后大便呈柏油样，停药后恢复。疗程至血红蛋白达正常水平后2个月左右停药，以补充铁的贮存量。口服铁剂3周无效或效果不明显，应考虑是否诊断错误或有其他影响疗效的原因。

2.注射铁剂

注射铁剂时易出现不良反应，应慎用。口服铁剂后有严重胃肠道反应，或胃肠道疾病影响铁的吸收或口服铁剂疗效不满意者，应改为肌内注射给药。常用制剂有右旋糖酐铁或山梨醇枸橼酸铁复合物等，均含元素铁50mg/mL。应严格控制注射铁剂的量，抽取药液和注射时使用不同的针头，以防造成注射部位疼痛、皮肤着色或局部炎症；用药时须深部肌内注射，每次更换注射部位以防止形成局部硬结或组织坏死；首次注射后应观察1小时，警惕发生铁过敏。

（四）输血治疗

一般病例无须输血。若贫血严重或重度贫血并发心功能不全、合并感染或急需外科手术者,应及时输入浓缩红细胞。贫血越重,每次输血量应越少,速度应越慢,以免加重心功能不全。Hb<30g/L者等量换血;Hb在30～60g/L者,每次输浓缩红细胞5～10mL/kg。

五、预防

做好卫生宣教工作,让家长认识到本病对小儿的危害性,强调预防的重要性。主要措施为:①孕期及哺乳期妇女应及时增加含铁丰富的食物,必要时给予铁剂预防。②正确指导喂养的方法,提倡首选母乳喂养。并注意合理搭配膳食。③鲜牛乳喂养时应加热处理,以减少牛奶过敏所致的肠道出血。④未成熟儿宜自2个月左右给予铁剂预防;足月儿4个月后应补充维生素C和及时添加含铁丰富且吸收率高的辅食。⑤可对婴幼儿食品加入适量的铁剂进行强化。⑥积极治疗原发病,培养小儿良好的饮食卫生习惯。

第二节　营养性巨幼细胞性贫血

营养性巨幼细胞性贫血是由于缺乏维生素 B_{12} 或(和)叶酸引起的一种大细胞性贫血。本病起病缓慢,多见于2岁以下的婴幼儿。临床特点是贫血、神经精神症状、红细胞的胞体变大、骨髓中出现巨幼红细胞、用维生素 B_{12} 或(和)叶酸治疗有效。

一、临床表现

1.一般表现

颜面轻度水肿,头发黄而稀疏,多呈虚胖。严重病例可有皮肤出血点或瘀斑。贫血表现疲乏无力,面色蜡黄,口唇、甲床、睑结膜苍白,常伴肝、脾大。部分患儿轻度黄疸。

2.消化系统症状

厌食、恶心、呕吐、腹泻、舌炎和舌乳头萎缩等。

3.神经、精神症状

本病的特征性表现。主要表现为神经、精神的异常,如烦躁不安、易激惹等。

维生素 B_{12} 缺乏时可出现表情呆滞、嗜睡、反应迟钝、少哭不笑或哭时泪少、智力及动作发育落后甚至倒退；严重者可出现头部、肢体、躯干或全身震颤、手足无意识运动，甚至抽搐、共济失调、踝阵挛及巴宾斯基征阳性等。

二、实验室检查

1.血象

红细胞数减少比血红蛋白量减少更明显，呈大细胞性贫血。MCV＞94fl，MCH＞32pg。外周血涂片可见红细胞大小不等，以大细胞为主，中央淡染区不明显；网织红细胞计数常减少；血小板数常减少。中性粒细胞数减少，多在骨髓红系巨幼变之前发生核右移，有利早期诊断本病。

2.骨髓象

骨髓增生明显活跃，主要为红细胞系增生，各期幼红细胞胞体增大，核染色质疏松，胞核发育落后于胞浆，呈巨幼变。粒细胞系统和巨核细胞系统亦有巨幼改变，多见核分叶过多现象。血小板较大，且伴生成障碍。

3.血清维生素 B_{12} 和叶酸测定

血清维生素 B_{12} ＜100ng/L（正常值为 200～800ng/L），血清叶酸＜3μg/L（正常值为 5～6μg/L）。

三、诊断

（1）根据贫血表现，结合病史尤其是喂养史、大细胞性贫血的血象特点、骨髓检查有巨幼红细胞可考虑本病。

（2）典型的神经、精神症状，如表情呆滞、嗜睡、反应迟钝等提示维生素 B_{12} 缺乏。

（3）血清维生素 B_{12} 和叶酸含量测定可协助确诊。

（4）维生素 B_{12} 或（和）叶酸治疗后 6～12 小时内，骨髓的巨幼细胞开始转变，48～72 小时后巨幼变消失；第 2～4 天网织红细胞增加，5～7 天达高峰，此时红细胞和血红蛋白迅速上升，可证实诊断。

四、治疗

营养性巨幼细胞性贫血的治疗原则主要是祛除病因、补充维生素 B_{12} 或（和）叶酸和对症治疗。

（一）一般治疗

改善营养，及时添加富含维生素 B_{12} 和叶酸的辅食，如肉类、肝、肾、禽蛋、绿叶蔬菜、水果等。加强护理，防治感染。

（二）病因治疗

纠正不良饮食习惯，尽可能查找和祛除病因，积极治疗原发病。

（三）补充维生素 B_{12} 或（和）叶酸

1.补充维生素 B_{12}

有明显神经精神症状者以肌内注射维生素 B_{12} 为主，剂量为每次 $50\sim100\mu g$，每周 $2\sim3$ 次，连用数周至临床症状明显好转、血象恢复正常为止。维生素 B_{12} 吸收障碍所致患者应长期肌内注射维生素 B_{12}，每月 $1mg$。应注意的是神经、精神症状一般恢复较慢，少数患者须经数月治疗才能完全恢复正常；单纯缺乏维生素 B_{12} 时，不宜加用叶酸治疗以免症状加重。

2.补充叶酸

口服叶酸剂量为每次 $5mg$，每日 3 次，连用数周至临床症状明显好转、血象恢复正常为止。维生素 C 能促进叶酸利用，同时口服可提高疗效。先天性叶酸吸收障碍的患儿口服叶酸的剂量需每日 $15\sim50mg$ 方能维持正常造血需求；某些因使用抗酸代谢药物而致病的可予亚叶酸钙治疗。

（四）对症治疗

若患儿出现肌肉震颤应予镇静剂治疗；重度贫血的患儿可予输血治疗；治疗初期，应及时补钾，以防止大量新生红细胞引起低钾血症。

五、预防

主要是改善乳母的营养状况；婴儿应及时添加辅食；年长儿要注意均衡饮食，防止偏食习惯；祛除影响维生素 B_{12} 和叶酸吸收的因素，并注意正确用药。

第六章　神经系统疾病

第一节　化脓性脑膜炎

化脓性脑膜炎简称化脑,是由各种化脓性细菌引起的以脑膜炎症为主要病变的急性中枢神经系统感染性疾病。临床特点为发热、头痛、呕吐、惊厥、意识障碍、脑膜刺激征阳性和脑脊液呈化脓性改变。多见于婴幼儿,2岁以内发病占75%,好发季节是冬春季。病死率5%～15%,约1/3幸存者遗留神经系统后遗症。

一、临床表现

部分患儿发病前可有上呼吸道或胃肠道感染病史。典型化脓性脑膜炎可有以下三方面的表现:

1.感染中毒和急性脑功能障碍

包括发热、烦躁不安和进行性加重的意识障碍。30%患儿有反复的全身或局限性的惊厥发作。脑膜炎球菌感染皮肤常有瘀斑、瘀点,并迅速发生休克。

2.颅内压增高

包括剧烈头痛、喷射性呕吐,前囟饱满、紧张或隆起。合并脑疝可出现呼吸变慢不规则,突然意识障碍加重,双侧瞳孔不等大,对光反射减弱或消失等。

3.脑膜刺激征

颈强直最常见,克尼格征、布鲁氏征可呈阳性。

3个月以内小婴儿临床表现多不典型,主要差别是:①体温可高可低、不发热或体温不升。②颅内压增高表现不突出,主要表现为前囟饱满、紧张或隆起。③惊厥不典型,小婴儿惊厥有时仅出现眼角、口角抽动,一侧肢体抽动或两侧肢体交替抽动;新生儿惊厥发作更不典型,常表现为呼吸暂停、双眼凝视、阵发性发绀、面肌抽动似咀嚼及四肢抖动等。④脑膜刺激征不明显。

二、实验室检查

1.血象

白细胞总数早期即明显增高,可达$(20\sim40)\times10^9$/L,分类以中性粒细胞为主,可高达80%～90%。有时可见中毒颗粒。严重感染者,尤其是新生儿,白细胞总数可减少。

2.脑脊液

脑脊液检查是确诊本病的重要依据。典型改变为脑脊液压力增高,外观混浊甚至呈脓样;白细胞总数明显增加,多在1000×10^6/L以上,以中性粒细胞为主;糖和氯化物减少,蛋白质显著增高;脑脊液涂片可快速确定病原菌,同时应做细菌培养及药敏试验。

3.血培养

化脓性脑膜炎大多是血源性感染,早期做血培养对病原菌的确定有较大意义。新生儿化脓性脑膜炎的血培养阳性率可高达70%～90%。

4.皮肤瘀斑、瘀点涂片

此为发现脑膜炎球菌简便而重要的方法。

三、诊断及鉴别诊断

早期正确的诊断及治疗是决定预后的关键。典型病例根据病史、临床表现和脑脊液改变即可诊断。婴幼儿化脑表现多不典型,急性起病发热伴有反复惊厥、意识障碍或颅内压增高的表现,均应考虑本病,及时进行脑脊液检查明确诊断。

四、治疗

(一)抗生素治疗

应及早选择对病原菌敏感,又易透过血脑屏障,并在脑脊液中达到有效浓度的药物进行治疗。

1.用药原则

早期、足量、足疗程、静脉给药,力争在24小时内将脑脊液中的致病菌杀灭。

2.病原菌未明确前的抗生素选择

应选择对脑膜炎球菌、肺炎链球菌、流感嗜血杆菌都有效的抗生素。目前多主张选用第三代头孢菌素,如头孢噻肟每日 100～200mg/kg 或头孢曲松每日 50～100mg/kg。

3.病原菌明确后的抗生素选择

根据药物敏感试验结果选择抗生素。①肺炎链球菌:目前半数以上的肺炎链球菌对青霉素耐药,故应继续按病原菌未明确前的方案选择抗生素。若药物敏感试验提示对青霉素敏感,才改用青霉素每日 20 万～40 万 U/kg。②脑膜炎球菌:绝大多数对青霉素敏感,首选青霉素,剂量同前。无效换用头孢噻肟或头孢曲松。③流感嗜血杆菌:敏感菌株用氨苄西林,耐药菌株用头孢噻肟、头孢曲松或氯霉素。④金黄色葡萄球菌:可选择乙氧奈青霉素、万古霉素或利福平。

4.抗生素疗程

①肺炎链球菌和流感嗜血杆菌:10～14 天。②脑膜炎球菌:7 天。③金黄色葡萄球菌:21 天以上。④并发症:适当延长。

(二)肾上腺皮质激素的应用

肾上腺皮质激素不仅能减轻炎症反应和中毒症状,还能减轻脑水肿、降低颅内压,故在使用有效抗生素的同时可谨慎使用,一般用地塞米松每日 0.6mg/kg,分 4次静脉注射,连续使用 2～3 天。

(三)并发症的治疗

1.硬脑膜下积液

少量积液无须处理,积液量较多时应做硬膜下穿刺放出积液,每次每侧放液量不超过 15mL;部分患儿需反复多次穿刺放液;迁延不愈者,需外科手术引流。

2.脑室管膜炎

进行侧脑室穿刺缓解症状。同时,选择适宜药脑室内注入。

3.脑积水

手术治疗,如正中孔黏连松解、导水管扩张和脑脊液分流术。

(四)对症治疗

高热者用退热剂和物理降温;惊厥者给予止痉剂,如地西泮、苯巴比妥、水合氯醛等;急性脑水肿和颅内高压会危及生命,应及时用脱水剂,首选 20% 甘露醇 0.25～1.0g/kg快速静脉滴注,必要时可加用呋塞米 1～2mg/kg 或地塞米松 0.5～1mg/kg;保证能量及水分的供给,必要时可用鼻饲或静脉补充营养。

第二节　病毒性脑炎

病毒性脑炎是由各种病毒引起的急性中枢神经系统感染性疾病。临床上病情轻重不等,轻者可自行缓解,危重者呈急进性过程。若病变主要累及脑膜,临床表现为病毒性脑膜炎;若病变主要累及大脑实质,则以病毒性脑炎为临床表现;若脑膜和脑实质同时受累,此时称为病毒性脑膜脑炎。大多数患儿病程呈自限性。

一、病因及发病机制

1.病因

临床工作中,目前仅在 1/4～1/3 的中枢神经系统病毒感染病例中确定致病病毒,其中 80％以上为肠道病毒(柯萨奇病毒、埃可病毒、轮状病毒等),其次为虫媒病毒、腺病毒、腮腺炎病毒、单纯疱疹病毒等。

2.发病机制及病理

当病毒侵入呼吸道或消化道后,在淋巴系统增殖后进入血流,引起病毒血症。病毒随血液循环透过血脑屏障,侵犯脑膜或脑实质,引起充血、水肿,或进入神经细胞内繁殖,直接破坏神经组织,导致脑组织水肿、软化和坏死,病变可为局部性或弥散性。有些病毒也可直接经周围神经侵入脑组织引起炎症。

二、临床表现

本病发病前 1～3 周多有呼吸道感染或消化道感染病史,病情轻重差异很大,主要取决于脑膜和脑实质受累的程度。一般病毒性脑炎比脑膜炎严重,重症脑炎甚至在急性期死亡或遗留后遗症。

1.病毒性脑膜炎

急性起病,主要表现为发热、头痛、呕吐、嗜睡,婴儿常烦躁不安或激惹。一般很少有严重意识障碍和惊厥,脑膜刺激征可为阳性,但无局限性神经系统体征。病程一般 1～2 周,预后良好,大多能完全康复。

2.病毒性脑炎

也为急性起病,临床表现因脑实质受累的部位、范围和程度不同而异。

(1)大多数患儿因弥漫性大脑病变而表现为发热、反复发作惊厥、不同程度的意识障碍和颅内压增高的表现。部分患儿伴偏瘫或肢体瘫痪。可并发脑疝。

（2）病变主要累及额叶皮质运动区，则以反复惊厥为主要表现，可伴或不伴发热。多为全身性或局灶性强直—阵挛或阵挛性发作，少数为肌阵挛或强直性发作，都可出现惊厥持续状态。

（3）病变主要累及额叶底部、颞叶边缘系统者，则以精神情绪异常为主要表现，如躁狂、幻觉、失语及定向力、记忆力和计算障碍等。单纯疱疹病毒引起此型者病情最严重，常合并惊厥和昏迷，病死率高。

部分患者可出现上述多种类型的表现。本病病程多为 2～3 周，多数完全康复，少数遗留癫痫、瘫痪、智力发育障碍等后遗症。

三、实验室检查

1.血象

白细胞正常或偏低，部分可轻度升高，分类淋巴细胞增多。

2.脑脊液检查

多数压力增高，外观无色透明或微混。细胞数增多，偶可正常，一般在 $300 \times 10^6/L$ 以内，早期以中性粒细胞为主，2～3 天后即以淋巴细胞为主，蛋白质正常或轻度增高，糖和氯化物正常。涂片或培养无细菌发现。

3.病毒学检查

部分患儿脑脊液病毒分离或特异性抗体检测阳性。

4.脑电图

多为弥漫性分布的高幅慢波，虽无特异性，但提示脑实质病变，有较高的临床参考价值。

四、诊断和鉴别诊断

根据病毒感染的病史，结合临床表现、神经系统检查有阳性体征以及脑脊液改变等特点，即可做出初步诊断。但病原的确诊，须依靠病毒学分离或血清特异性抗体检查。大多数病毒性脑炎的诊断有赖于排除其他非病毒性神经系统感染、Reye 综合征等疾病后确立。

五、治疗

本病无特异性的治疗。由于病程呈自限性经过,故急性期采取正确的对症和支持治疗,是保证患儿顺利康复、降低死亡率和致残率的关键。

1.一般治疗

加强护理,对危重患者应专人守护,密切观察病情变化。保证营养的供给,维持水和电解质平衡,保持呼吸道通畅,保持皮肤和黏膜的清洁,避免压疮和继发感染。

2.抗病毒治疗

目前尚无有效抗病毒药。早期使用无环鸟苷对治疗有一定的疗效。

3.对症治疗

高热者用退热剂或物理降温。惊厥者给予止痉剂,如地西泮、苯巴比妥、水合氯醛等;急性脑水肿和颅内高压会危及生命,应及时用脱水剂治疗,首选 20％甘露醇 $0.25\sim1.0g/kg$ 快速静脉滴注,必要时可加用呋塞米 $1\sim2mg/kg$ 或地塞米松 $0.5\sim1mg/kg$。

4.抗生素的应用

未完全排除细菌感染前,常规应用抗生素治疗;重症患儿或继发细菌感染时,也应给予抗生素治疗。

5.康复治疗

恢复期患儿应及早加强功能锻炼和采用针灸、按摩、高压氧治疗等,以促进神经功能的恢复。

第七章 免疫系统疾病

第一节 风湿热

风湿热是与 A 组乙型溶血性链球菌感染有关的具有反复发作倾向的全身性免疫性结缔组织疾病,主要表现为心肌炎、游走性关节炎、舞蹈病、环形红斑和皮下小结。其中心肌炎是最严重的表现,急性期可危及患儿生命,反复发作可造成慢性风湿性心瓣膜病,致永久性心脏瓣膜病变。本病好发年龄为 6～15 岁,3 岁以下少见;一年四季均可发病,以冬春季节多见;无性别差异。目前风湿热在我国农村发病率仍很高,且有回升趋势,值得重视。

一、病因和发病机制

多数认为风湿热与 A 组乙型溶血性链球菌感染后的两种免疫反应相关。一是变态反应,链球菌菌体成分及其产物与相应的抗体作用形成免疫复合物沉积于关节、心肌、心瓣膜等处,激活补体成分,导致Ⅲ型变态反应性组织损伤。二是自身免疫,风湿性心脏病患儿可出现抗心肌抗体,造成心肌组织损伤,发生心肌炎。

二、病理

风湿热基本病理变化是全身结缔组织的炎性病变和具有特征的风湿小体(Aschoff 小体)。

病理过程分三期。第一期为急性渗出期,特点为受累部位结缔组织变性、水肿,持续约1 个月。第二期为增生期,特点为 Aschoff 小体的形成,是诊断风湿热的主要病理依据,表示风湿活动。Aschoff 小体广泛分布于肌肉及结缔组织,好发部位为心肌、心瓣膜及关节处皮下组织。持续 3～4 个月。第三期为硬化期,特点为受累部位纤维组织增生和瘢痕形成,引起心脏瓣膜狭窄及关闭不全,二尖瓣最常受累,其次为主动脉瓣,很少累及三尖瓣,持续2～3个月。

三、临床表现

急性风湿热发病前1～4周常有前驱感染病史,如咽峡炎、猩红热、扁桃体炎、中耳炎等。多呈急性起病,但也有起病隐匿者。临床表现差异性较大,取决于疾病累及的部位和程度的轻重。主要表现为心肌炎、关节炎、舞蹈病、皮下小结和环形红斑,发热和关节炎为最常见的主诉。

(一)一般表现

急性起病者发热为38～40℃间,热型不一,1～2周后转为低热。隐匿起病者仅为低热或无发热。伴有精神不振、疲倦、胃纳不佳、面色苍白、多汗、鼻出血、关节痛和腹痛等。

(二)心肌炎

是风湿热唯一的持续性器官损害,为儿童时期风湿热最常见的表现,是成年后慢性心脏病的主要病因。首次风湿热发作,一般于起病1～2周内出现心肌炎的症状。初次发作时以心肌炎和心内膜炎最多见,亦可同时累及心肌、心内膜和心包膜,称为全心炎。轻者症状不明显,重者可心脏增大、心力衰竭甚至死亡。

1.心肌炎

主要表现为心率增快、110次/分以上,与体温升高不成比例,睡眠时亦不减慢,第一心音低钝,可有奔马律,心尖部轻度收缩期吹风样杂音。X线检查示心脏扩大,搏动减弱;心电图示P-R间期延长,伴T波低平,ST段异常及心律失常。

2.心内膜炎

主要侵犯二尖瓣和(或)主动脉瓣,造成瓣膜关闭不全或狭窄。主要表现为心脏有明显杂音,二尖瓣关闭不全时心尖部可闻及Ⅱ级以上收缩期杂音,向腋下传导,深吸气及变换体位不影响杂音音调;二尖瓣相对狭窄时心尖部可闻及舒张中期杂音;主动脉瓣关闭不全时胸骨左缘第3肋间可闻及叹气样舒张期杂音。急性期瓣膜损害多为充血水肿,恢复期可渐消失。反复发作可造成心瓣膜永久性瘢痕形成,判定心瓣膜已发生不可逆性损伤,二尖瓣关闭不全需观察半年,二尖瓣狭窄需观察2年。

3.心包炎

多与心肌炎、心内膜炎同时存在。一般积液量较少,典型者心前区疼痛,心底部听到心包摩擦音;积液量多时表现心脏压塞症状,患儿端坐呼吸,呼吸困难,心前区搏动消失,心音遥远和颈静脉怒张、奇脉等。X线检查心影呈烧瓶形,卧位时心腰部增宽;心电图示低电压,ST段、T波改变。临床上有心包炎表现者,提示心肌炎严重,易发生心力衰竭。

(三)关节炎

75%病例可发生关节炎。典型表现为游走性多发性关节炎,以膝、踝、肘、腕等大关节为主。表现为关节红、肿、热、痛,活动受限。每个受累关节症状持续1~5日后自行消退,然后又累及其他关节,不间断如此游走延续3~4周,愈后不遗留关节畸形。

(四)舞蹈病

发生率为3%~10%,7~14岁女孩多见。是风湿热的迟发表现,常在其他症状出现后数周至数月出现。一般病程持续1~3个月,个别病例长达2年。主要表现为全身或部分肌肉不自主运动,手足及面部最常见,如伸舌、歪嘴、皱眉、耸肩、缩颈、咧嘴等面容及语言障碍,部分患者表现书写困难、手不能持物等,在兴奋或注意力集中时加剧,入睡后消失。

(五)皮肤症状

较少见,多在复发病例中出现。

1.环形红斑

红色斑疹,稍高出皮面,压之褪色,形态不一,环形或半环形或环形交错呈地图状,环内皮肤苍白,不痛不痒,呈一过性,时隐时现,持续数周,多见躯干和四肢屈侧。

2.皮下小结

坚硬无痛结节,与皮肤不黏连,皮色正常,直径0.1~1cm,多出现于肘、膝、腕、踝等关节伸侧,或枕部、前额及胸、腰椎脊突突起部位,持续2~4周消失。

四、实验室检查

1.链球菌感染证据

咽拭子培养可发现A组乙型溶血性链球菌。抗链球菌溶血素O(ASO)滴度在感染一周后开始上升,两个月后逐渐下降;其他抗链球菌抗体如抗链球菌激酶(ASK)、抗透明质酸酶(AH)、抗脱氧核糖核酸酶B滴度也升高。

2.风湿活动指标

白细胞及中性粒细胞增高、血沉增快、C反应蛋白阳性、血清黏蛋白增高,仅能反映疾病活动,对诊断本病无特异性。C反应蛋白增高水平与风湿活动程度成正比。

3.其他

风湿性心肌炎时血清磷酸肌酸激酶(CPK)及其同工酶(CPK-MB)、谷草转氨酶(GOT)可增高,其增高程度与心肌炎严重程度成正比。

五、诊断和鉴别诊断

(一)Jones诊断标准及其使用方法

1.Jones诊断标准

包括三个部分:主要表现、次要表现和链球菌感染证据。在确定有链球菌感染的前提下,有两项主要表现,或一项主要表现伴两项次要表现时,排除与风湿热类似的其他疾病后即可诊断。

2.使用方法

(1)主要表现为关节炎者,关节痛不再作为次要表现。

(2)主要表现为心肌炎者,P-R间期延长不再作为次要表现。

(3)在有链球菌感染证据的前提下,存在以下三项之一者应考虑风湿热:①排除其他原因的舞蹈病。②无其他原因可解释的隐匿性心肌炎。③以往已确诊为风湿热,存在一项主要表现,或有发热和关节痛,或急性期反应物质增高,提示风湿热复发。

3.注意事项

Jones诊断标准可诊断典型风湿热,但近年风湿热不典型病例增多,轻症及隐匿风湿热易误诊。诊断时应全面分析临床资料进行判断,风湿热确诊后,尽可能明确发病类型,判断是否已发生心脏损害;以往有风湿热史者,明确是否有风湿活动。

(二)鉴别诊断

1.主要表现为风湿性关节炎者应与下列疾病鉴别

(1)幼年类风湿性关节炎:3岁以下多见,常侵犯指趾小关节,关节炎无游走性特点。反复发作后遗留关节畸形,骨关节X线片可见关节面破坏、关节间隙变窄及邻近骨骼骨质疏松。

(2)急性化脓性关节炎:常为葡萄球菌败血症的一部分,中毒症状重,多累及大关节,血培养阳性可予鉴别。

（3）急性白血病：除骨关节疼痛外,伴有贫血、出血倾向、肝、脾及淋巴结肿大。根据周围血片及骨髓检查可予鉴别。

（4）非特异性肢痛：又称"生长痛",多发生于下肢,夜间疼痛明显,喜按摩,局部无红肿。

2.主要表现为风湿性心肌炎者应与下列疾病鉴别

（1）感染性心内膜炎：风湿性心脏病伴风湿活动易与先天性心脏病或风湿性心脏病合并感染性心内膜炎相混淆。常有贫血、脾大、皮肤瘀斑及其他栓塞症状,借助血培养、超声心动图可进行鉴别。

（2）病毒性心肌炎：病毒性心肌炎杂音不明显,较少发生心内膜炎,较多出现期前收缩等心律失常,实验室检查可发现病毒感染证据。

六、治疗

1.休息

急性风湿热无心肌炎患儿须绝对卧床休息 2 周,逐渐下床活动,经 2 周达到正常活动水平;有心肌炎无心力衰竭者,须绝对卧床休息 4 周,逐渐下床活动,经 4 周达到正常活动水平;心肌炎伴心力衰竭者,须绝对卧床休息 8 周,逐渐下床活动,经 8～12 周达到正常活动水平。

2.清除链球菌感染

应用青霉素 480 万～960 万 U 肌内注射,每日 2 次,持续 2 周,以彻底清除链球菌残余感染病灶。青霉素过敏者可改用其他有效抗生素,如红霉素等。

3.抗风湿热治疗

有心肌炎时宜早期使用糖皮质激素,泼尼松每日 2mg/kg,最大量≤60mg/d,分次日服,2～4 周后减量,总疗程 8～12 周。无心肌炎的患儿可用阿司匹林,每日 100mg/kg,最大量≤3g/d,分次服用,2 周后逐渐减量,疗程 4～8 周。

4.其他治疗

伴有充血性心力衰竭时,及时给予大剂量糖皮质激素静脉注射,如氢化可的松或甲基泼尼松龙每日 1 次,每次为 10～30mg/kg,共 1～3 次。多在用药后 2～3 天心力衰竭得到控制,慎用或不用洋地黄制剂,以免发生洋地黄中毒。同时给予低盐饮食,必要时氧气吸入、给予利尿剂及血管扩张剂。舞蹈病时可用苯巴比妥、地西泮等镇静剂。关节肿痛时应予制动。

七、预防和预后

1.预防

关键是预防 A 组乙型溶血性链球菌的感染,以防止风湿热发生及病情进展。

一是预防复发,预防注射期限至少 5 年,最好持续至 25 岁;风湿性心脏病者,宜终身预防注射。药物选用苄星青霉素(长效青霉素)120 万 U 深部肌内注射,每月一次,青霉素过敏者可改用红霉素类药物口服,剂量为每天 20～40mg/kg,分次服用,每月 6～7 天。二是预防感染性心内膜炎,风湿热或风湿性心脏病患儿,当拔牙或行其他手术时,术前、术后应用抗生素。

2.预后

风湿热预后主要取决于心肌炎的严重程度、首次发作时是否得到正确抗风湿热治疗及是否正规抗链球菌治疗。首次发作累及心脏者易于复发,预后较差,尤以严重心肌炎伴充血性心力衰竭的患儿为甚。

第二节　过敏性紫癜

过敏性紫癜是以小血管炎为主要病变的变态反应性疾病,因损害程度和部位不一,临床表现也不同,以皮肤及胃肠道症状最为多见,关节及肾脏损害次之。临床主要特点为血小板不减少性紫癜,常伴关节肿痛、腹痛、便血、血尿和蛋白尿。多发生于 2～8 岁的小儿,男孩多于女孩;一年四季均有发病,以春秋季节居多。

一、病因及发病机制

病因尚未明确,多种食物(鱼、虾、蟹、蛋、牛奶)、药物(抗生素、阿司匹林、苯巴比妥)、微生物(细菌、病毒、寄生虫)以及蚊虫叮咬、花粉吸入、疫苗接种等都可能与过敏性紫癜的发生有关,近年病例报道表明 A 组溶血性链球菌感染是诱发过敏性紫癜的重要原因。

发病机制可能是机体对某些致敏物质过敏,血管壁发生变态反应,导致毛细血管脆性及通透性增加,血液外渗,导致皮肤、黏膜及某些器官出血。可同时伴发血管神经性水肿、荨麻疹等其他过敏表现。

二、病理

主要病理变化为广泛的小血管炎,以毛细血管炎为主,也可波及小静脉和小动脉。病变多累及皮肤、肾脏、关节及胃肠道,少数累及心、肺等脏器。

三、临床表现

多为急性起病,皮肤紫癜为最常见的主诉,少数病例以腹痛、关节痛或血尿为主诉。起病前1～3周前常有诱发因素,如上呼吸道感染史;服用某些药物(氯霉素、安乃近等);食用鱼、虾、蟹、蛋等。

1.皮肤紫癜

反复出现皮肤紫癜为本病特征,多见于四肢伸侧、关节周围,以下肢及臀部多见,常两侧对称。紫癜分批出现,初起呈紫红色斑丘疹,高出皮面,压之不褪色,一般不痒,数日后转为暗紫色,最终呈棕褐色而消退。少数重症患儿紫癜可融合成大疱伴出血性坏死。皮肤紫癜一般持续4～6周后消退,部分患儿间隔数周、数月后又复发。

2.腹痛

一般表现为阵发性剧烈腹痛,常位于脐周或下腹部,可伴呕吐,但呕血少见。部分患儿可有黑便或血便,偶见并发肠套叠、肠梗阻或肠穿孔者。

3.关节肿痛

多发性大关节如膝、踝、肘、腕等关节肿痛,活动受限,症状持续数日后消失,不遗留畸形。

4.血尿

常在其他症状消失后,起病1个月内或病程更晚期发生,症状轻重不一,表现为肉眼血尿或镜下血尿,与肾外症状的严重程度无关。部分病例呈肾炎表现,出现血尿、蛋白尿,高血压及水肿、少尿,称为紫癜性肾炎;亦有少数病例呈肾病综合征表现。血尿、蛋血、尿可持续数月甚至数年,但多能完全恢复。

四、实验室检查

尚无特异性诊断试验,以下检查有助于了解病情。

1.周围血常规

白细胞正常或增加,中性粒细胞和嗜酸性粒细胞可增高;一般无贫血,血小板计数正常甚至升高。出血和凝血时间正常,血块退缩试验正常,部分患儿毛细血管脆性试验阳性。

2.其他检查

尿常规可有红细胞、蛋白、管型;大便隐血试验阳性;血沉轻度增快;腹部超声波检查有助于早期诊断肠套叠,头颅 MRI 对有中枢神经系统症状患儿可予确诊。

五、诊断和鉴别诊断

根据典型皮肤紫癜、腹痛、关节肿痛、血尿,结合实验室检查诊断不难;若皮肤紫癜出现在其他症状之后,易误诊,需与特发性血小板减少性紫癜、外科急腹症、风湿性关节炎及肾小球肾炎等相鉴别。

六、治疗

目前无特效疗法,以一般治疗及对症治疗为主。

1.一般治疗

卧床休息,给予清淡少渣饮食,积极寻找和祛除诱发因素,有前驱感染史者选用抗生素,停用可能引起过敏的药物和食物。

2.对症治疗

应用维生素 C、安络血等改善毛细血管脆性;有荨麻疹或血管神经性水肿时,应用抗组胺药物和钙剂;腹痛时应用解痉剂;消化道出血时应禁食,可静脉滴注西咪替丁,每日 $20\sim40mg/kg$,必要时输血。

3.糖皮质激素

急性期对腹痛和关节痛有缓解作用,泼尼松每日 $1\sim2mg/kg$,分次口服,或用地塞米松、甲基泼尼松龙每日 $5\sim10mg/kg$ 静脉滴注,症状缓解后即可停用。肾上腺皮质激素既不能影响预后,也不能预防肾损害的发生,不能常规使用。

4.免疫抑制剂

重症过敏性紫癜肾炎可加用免疫抑制剂,如环磷酰胺等。

5.抗凝治疗

爆发皮肤坏死者可用抗凝治疗,阿司匹林每日 $3\sim5mg/kg$,或每日 $25\sim50mg$,

每天一次服用;双嘧达莫每日 3～5mg/kg,分次服用。

6.中成药

贞芪扶正冲剂、复方丹参片、银杏叶片,口服 3～6 个月,可补肾益气、活血化瘀,有助于疾病恢复。

七、预后

本病预后良好,大多痊愈。病程一般为 1～2 周至 1～2 个月,也可反复发作。有肾脏病变者病情常较迁延,可持续数月或数年,尿常规检查要长期、定期随访。

第三节　川崎病

川崎病曾称为皮肤黏膜淋巴结综合征,是一种病因不明的以全身血管炎症为主要病理改变的急性发热性出疹性疾病。临床特点为急性发热,皮肤黏膜损害和淋巴结肿大。本病呈散发或小流行,四季均可发病。好发于 5 岁以下小儿,男略多于女,是小儿冠状动脉性心脏病的主要病因,多数自然康复,少数因心肌梗死、冠状动脉破裂死亡。

一、病因和发病机制

尚不清楚。流行病学资料提示感染(立克次体、葡萄球菌、链球菌、反转录病毒、支原体)为其病因,但均未能证实。发病机制推测是由于感染原的特殊成分刺激机体产生异常的免疫应答,导致血管壁损伤。

二、病理

本病病理变化为全身性血管炎,可累及动脉、静脉和毛细血管。初期表现小血管炎,大、中动脉炎及血管周围炎,1～2 周小血管炎渐消退,而中动脉全层血管炎最为突出,管壁坏死,管腔内血栓形成,可形成动脉瘤,以冠状动脉最易受累,可导致冠状动脉瘤和心肌梗死。

三、临床表现

（一）主要表现

1.发热

发热 39～40℃，持续 1～2 周或更长，呈稽留热或弛张热，抗生素治疗无效。

2.球结膜充血

起病 3～4 天出现，无脓性分泌物，热退后消散。

3.唇及口腔表现

双唇干燥皲裂、出血或结痂。口腔黏膜及咽部弥散充血，舌乳头突起、充血呈草莓舌。

4.手足症状

急性发热期手足硬性水肿和掌跖红斑，体温渐降时指、趾端甲下和皮肤交界处出现膜状脱皮，为本病特征性表现。

5.皮肤表现

急性发热期出现多形性红斑和猩红热样皮疹，体温渐降时消退。肛周皮肤发红、脱皮。

6.颈淋巴结肿大

单侧或双侧，坚硬有触痛，表面不红，无化脓。病初出现，热退时消散。

（二）心脏表现

心脏损害多在发病后 1～6 周出现，可表现为心包炎、心肌炎、心内膜炎。听诊有心脏杂音、奔马律、心音低钝。心电图示 P-R 间期、Q-T 间期延长，ST-T 改变，心律失常等。超声心动图冠状动脉扩张、冠状动脉瘤。可发生心肌梗死或冠状动脉瘤破裂致猝死。

（三）其他

可出现蛋白尿、腹痛、呕吐、腹泻等。少数可出现肺部感染、无菌性脑膜炎、关节炎和关节疼痛等。

四、实验室检查

1.血液检查及免疫学检查

周围血白细胞增高，以中性粒细胞为主，伴核左移。轻度贫血，血小板早期正常,第 2～3 周时增多。血沉增快,血清转氨酶升高。免疫学检查血清 IgG、IgM、IgA、IgE 和血循环免疫复合物升高;总补体和 C_3 正常或增高。

2.心电图及其他检查

心电图呈缺血或心肌梗死表现,显示 P-R 间期延长、ST 段改变、T 波改变,低电压,心律失常等。胸部平片可示肺部纹理增多、模糊或有片状阴影,心影可扩大;超声心动图、冠状动脉造影有助于心包积液、冠状动脉损害的诊断。

五、诊断和鉴别诊断

川崎病的诊断标准:①四肢变化,急性期掌跖红斑、手足硬性水肿,恢复期指趾端膜状脱皮。②多形性红斑。③眼结膜充血,非化脓性。④唇充血皲裂,口腔黏膜弥散充血,舌乳头突起、充血呈草莓舌。⑤颈部淋巴结肿大。发热 5 天以上,伴有上述五项临床表现中四项者,排除其他疾病后,即可诊断为川崎病;如五项临床表现中不足四项,但超声心动图有冠状动脉损害,亦可确诊为川崎病。

本病需与渗出性多形红斑、幼年特发性关节炎、败血症和猩红热相鉴别。

六、治疗

1.阿司匹林

为首选药物,每日 30～50mg/kg,分 2～3 次服用,热退后 3 天开始减量,2 周左右减至每日 3～5mg/kg,维持 6～8 周。存在冠状动脉病变者,延长用药至病变消失为止。

2.静脉注射丙种球蛋白(IVIG)

剂量为 1～2g/kg,于 8～12 小时静脉缓慢输入,宜于发病早期(10 天以内)应用,可迅速退热;预防冠状动脉病变发生,应同时合并应用阿司匹林,剂量和疗程同上。应用过 IVIG 的患儿在 11 个月内不宜进行麻疹、风疹、腮腺炎等疫苗预防接种。

3.糖皮质激素

不宜单独应用。IVIG 治疗无效的患儿可考虑使用糖皮质激素,亦可与阿司匹林和双嘧达莫合并应用。常选用泼尼松,剂量为每日 1～2mg/kg,用药 2～4 周。

4.对症及全身支持疗法

注意休息,供给足够水分和营养,心肌损害者应用能量合剂,纠正心律失常,控制心力衰竭。

七、预后

川崎病为自限性疾病,多数患儿预后良好,于2～3个月恢复,少数患儿因急性心肌梗死、冠状动脉破裂死亡。故出院后应定期随访,对无冠状动脉病变的患儿于出院后1个月、3个月、6个月、12个月进行一次全面检查;对有冠状动脉损害的患儿应密切随访,出院后1个月、3个月和半年均应做随访检查,半年后每6～12个月全面检查一次,直至恢复正常。

第八章 传染性疾病

第一节 麻疹

麻疹是小儿最具传染性的急性呼吸道传染病之一,接触了麻疹病毒而又未接受过免疫的小儿几乎都会感染。临床上以发热、咳嗽、流涕、眼结膜充血、畏光,口腔麻疹黏膜斑(又称柯氏斑,Koplik's spots)、全身斑丘疹及疹退后遗留色素沉着伴糠麸样脱屑为特征。

一、病原学

麻疹病毒属副黏病毒科,为单链 RNA 病毒,仅存在一个血清型,抗原性稳定。人是唯一宿主,病后可获得终身免疫。此病毒抵抗力不强,对日光、高温及一般消毒剂均敏感,但在低温干燥环境中能长期存活。

二、流行病学

麻疹患者是最主要的传染源,无症状病毒携带者及阴性感染者传染性较低,患儿从潜伏期末至出疹后 5 天均有传染性,有并发症的患者传染性可延长至出疹后 10 天。病毒存在于患者眼结膜、口、鼻和气管等分泌物中,通过喷嚏、咳嗽和谈话等由空气飞沫传播。6 个月至 5 岁小儿发病率最高。该病传染性极强,一年四季均可发生,以冬、春季节多见。

三、发病机制

麻疹病毒经鼻咽部或眼结合膜侵入人体,在呼吸道上皮细胞和局部淋巴组织中繁殖,并进入血液循环,向肝、脾、肺、肾、消化道、皮肤等器官传播,导致广泛性损伤并出现一系列临床表现。营养不良或免疫功能缺陷的患儿,可发生重症麻疹或因并发重症肺炎、脑炎等而导致死亡。

四、临床表现

(一)典型麻疹

1.潜伏期

一般为 6～18 天(平均 10 天左右)。潜伏期末可有低热、乏力等症状。

2.前驱期

也称出疹前期,一般 3～4 天,主要表现类似于上呼吸道感染症状。①发热:几乎所有病例均有,多为中度以上发热,且逐渐增高。②在发热同时伴咳嗽、流泪、流涕、眼结膜充血、眼睑水肿、畏光等呼吸道卡他症状,其中眼结膜充血、流泪及眼睑水肿是本病的特点。③柯氏斑:是麻疹早期特征性的体征,一般在发疹前 1～2 天出现,为直径 0.5～1.0mm 大小灰白色小点,周围有红晕,开始可见于下磨牙相对的颊黏膜上,很快增多,可累及整个颊黏膜,在皮疹出现后 1～2 天逐渐消失。

3.出疹期

多在发热后 3～4 天出现皮疹,此时患儿全身中毒症状明显加重,体温可突然升高至 40℃以上,咳嗽加重并伴嗜睡或烦躁不安。皮疹开始为稀疏不规则的红色斑丘疹,呈充血性,散在分布,不伴痒感,疹间皮肤正常,皮疹先出现于耳后发际,自上而下发展,遍及面部、颈部、躯干及四肢,最后达手心及足底,病情严重者皮疹常融合成片,部分可出现出血性皮疹。此期一般持续 3～4 天。此期肺部可闻及干、湿性啰音。

4.恢复期

若无并发症发生,出疹 3～4 天后,皮疹开始消退,消退顺序与出疹时相同,体温逐渐减退,食欲、精神等全身症状也随之好转。疹退后皮肤留有糠麸状脱屑及棕色色素沉着,一般 7～10 天痊愈。

(二)不典型麻疹

1.轻型麻疹

多见于 8 个月以下体内有母亲被动抗体或潜伏期内接受过丙种球蛋白的婴儿。全身症状轻,有一过性低热和轻度的卡他症状,可无麻疹黏膜斑,皮疹稀疏、色淡,疹退后无色素沉着或脱屑,无并发症。常根据流行病学资料和麻疹病毒血清学检查确诊。

2.重型麻疹

多见于营养不良、免疫力低下者。全身中毒症状严重,体温持续 40℃ 以上,伴惊厥、昏迷。皮疹密集融合,呈紫蓝色出血性皮疹,常伴黏膜和消化道出血,或伴咯血、血尿、血小板减少等,称为黑麻疹。部分患儿疹出不透、色暗淡,或皮疹骤然消退伴血压下降、脉搏细弱及四肢冰凉等循环衰竭的表现。此型常并发肺炎、心力衰竭等,死亡率高。

五、并发症

1.肺炎

是最常见的并发症,占麻疹死亡病例的 90％ 以上,多为继发性细菌性肺炎,常见金黄色葡萄球菌、肺炎链球菌、流感嗜血杆菌等,多见于重度营养不良或免疫功能低下的小儿,临床表现重,预后差。

2.喉炎

因感染导致喉部组织水肿,可出现声音嘶哑、犬吠样咳嗽、吸气性呼吸困难及三凹征等临床表现,严重喉梗阻可窒息死亡。

3.心肌炎

症状轻微者仅有心率增快、心音低钝等,重者可发生心力衰竭或心源性休克。

4.脑炎

较少见,临床表现和脑脊液改变与病毒性脑炎相似。

5.结核病恶化

麻疹患儿因免疫功能暂时受到抑制,体内潜伏的结核病灶趋于活动恶化,严重者可致血行播散性肺结核或结核性脑膜炎。

6.营养不良和维生素 A 缺乏症

因麻疹病程较长、持续高热、摄入减少或护理不当,易导致营养不良或维生素 A 缺乏。

六、实验室检查

1.外周血白细胞检查

出疹期白细胞总数常降低,以中性粒细胞下降为主,淋巴细胞相对增多。

2.病原学检查

早期从患者鼻咽部、眼分泌物和血液中分离到麻疹病毒可确定诊断。

3.血清学检查

酶联免疫吸附试验检测血清中麻疹 IgM 抗体阳性,有早期诊断价值。

七、诊断和鉴别诊断

根据流行病学资料、麻疹接触史、典型临床表现,临床诊断不难。当麻疹病毒血清 IgM 抗体阳性或分离出麻疹病毒可确诊。

临床上主要与其他出疹性疾病相鉴别。

八、治疗

主要是对症治疗,加强护理,预防感染。

1.一般治疗

卧床休息,室内保持适当的温度和湿度,空气流通,避免强光刺激;给予容易消化的富有营养的食物,补充足量水分;保持皮肤、黏膜清洁。

2.对症治疗

高热时可用小量退热剂,避免骤然退热;烦躁不安可适当给予镇静剂;频繁咳嗽可给予镇咳剂或雾化吸入;继发细菌感染可用抗生素。

3.并发症的治疗

给予相应处理。

九、预防

提高人群的免疫力,减少麻疹易感人群是消除麻疹的关键。

1.主动免疫

根据我国计划免疫程序,规定出生后 8 个月为麻疹疫苗的初种年龄,7 岁进行复种。

2.被动免疫

接触麻疹患者后 5 天内给予麻疹免疫球蛋白可预防发病。

3.控制传染源

对麻疹患儿首先要做到早发现、早隔离、早报告、早治疗。对患儿呼吸道隔离至出疹后 5 天,有并发症者延至出疹后 10 天,接触过患儿的易感儿隔离检疫 3 周,若接触后接受过被动免疫者则延至 4 周。

4.切断传播途径

每天病室通风换气半小时或进行空气消毒,患儿衣被及玩具须暴晒 2 小时以上。医护人员接触患儿后,应在日光下或流动空气中停留 30 分钟以上,方可接触其他患儿。无并发症的轻症患儿可在家中隔离,以减少传播和院内感染。

第二节　水痘

水痘是由水痘—带状疱疹病毒初次感染引起的急性出疹性疾病,传染性极强。临床特征是全身症状轻微及皮肤黏膜分批出现斑丘疹、水疱和结痂,而且各期皮疹同时存在。该病为自限性疾病,病后可获得持久免疫,也可在数年后复发而出现带状疱疹。

一、病原学

水痘—带状疱疹病毒为 DNA 病毒,属疱疹病毒亚科,只有一个血清型,人是唯一宿主。该病毒在外界抵抗力弱,不耐热、不耐酸及各种有机溶液,不能在痂皮中存活。

二、流行病学

水痘患者为本病的传染源,病毒存在于患者的呼吸道分泌物及疱疹液中,经空气飞沫或直接接触疱液而传染。传染期从出疹前 1～2 天至疱疹全部结痂。人群普遍易感,好发于儿童,以 2～6 岁为高峰。一年四季均可发病,以冬春季高发。

三、发病机制

水痘病毒通常经上呼吸道或眼结膜侵入,在局部黏膜和淋巴组织内繁殖后,进入血液循环,形成病毒血症,若机体不能清除病毒,则病毒可到达单核—巨噬细胞系统内再次繁殖后入血,引起各器官病变,主要损伤皮肤和黏膜,偶可累及内脏。

四、临床表现

1.典型水痘

一般在出疹前1～2天有低热、头痛、乏力、食欲减退及咽痛等上呼吸道感染症状,次日出现皮疹。发热也可与皮疹同时发生,皮疹特点:①呈向心性分布,首发于头面及躯干,后至四肢,末端稀少,部分患儿疱疹亦可发生于口腔、眼结膜、生殖器等处,破溃后形成溃疡,疼痛明显。②皮疹分批出现,由斑丘疹→水疱疹→结痂,最初为红色斑疹或丘疹,可迅速发展为清亮小水疱,3～5mm大小,周围有红晕,有瘙痒感,2～3天开始结痂。③不同形态皮疹同时存在,此起彼伏。斑丘疹、水疱及结痂同时存在是水痘的重要特征。轻型水痘为自限性疾病,一般10日左右自愈,皮疹结痂后一般不留瘢痕。

2.重症水痘

多发生在免疫力低下或正在使用肾上腺糖皮质激素的患儿,多表现为持续高热,全身中毒症状明显,皮疹多且融合成片,或呈出血性,可继发细菌感染,导致败血症,病死率高。

五、并发症

水痘患儿最常并发皮肤细菌感染如脓疱疹、蜂窝织炎等,肺炎主要发生在免疫功能低下和新生儿中,少数也可发生心肌炎、肝炎等。

六、实验室检查

1.外周血白细胞检查

白细胞总数正常或稍低,淋巴细胞相对增高。继发细菌感染时白细胞可增高。

2.疱疹刮片

刮取新鲜疱疹液涂片可见多核巨细胞及核内包涵体。

3.病毒分离

取疱疹液做细胞培养,病毒分离阳性率高。

4.血清学检查

血清特异性抗体 IgM 在出疹 1～4 天后即可出现，2～3 周后特异性 IgG 抗体滴度增高 4 倍以上可确诊。

七、诊断和鉴别诊断

根据流行病学资料，患儿病前与水痘或带状疱疹患者密切接触史以及皮疹的特点，典型水痘临床诊断不难。鉴别诊断包括丘疹性荨麻疹以及引起疱疹性皮肤损伤的疾病，如某些病毒感染、药物性和接触性皮炎等。

八、治疗

水痘为自限性疾病，无特效治疗。主要是一般治疗和对症处理。加强护理，如修剪患儿指甲，婴幼儿戴并指手套，防止抓破水疱。勤换衣服，用温水洗澡，保持皮肤清洁，减少感染危险。皮肤瘙痒可局部擦涂炉甘石洗剂，如有皮肤继发性细菌感染，可适当选用抗生素。可使用抗病毒药物，首选阿昔洛韦，一般在皮疹出现 48 天内开始，口服每次 20mg/kg，每日 4 次，可抑制病毒的复制，减轻症状和缩短病程。肾上腺糖皮质激素可导致病毒播散引起严重后果，禁忌使用；正在使用激素者，应酌情减量或停药。体温较高者可给予退热剂，口服对乙酰氨基酚，慎用阿司匹林，因为可能引起瑞氏综合征。

九、预防

1.控制传染源

多数无并发症的水痘患儿可在家隔离治疗，隔离至疱疹全部结痂或出疹后 7天。易感儿接触水痘后应隔离检疫 3 周。

2.切断传播途径

水痘患儿的污染物、用具可用煮沸或曝晒法消毒。保持室内空气新鲜，紫外线进行空气消毒。

3.被动免疫

对于已接触水痘者，应在接触后 72 小时内给予水痘—带状疱疹免疫球蛋白或恢复期血清，可起到预防或减轻症状的作用。

第三节　流行性腮腺炎

流行性腮腺炎简称流腮,是由腮腺炎病毒直接侵犯腮腺引起的急性呼吸道传染病,还可侵犯各种腺组织或神经系统,主要表现为单侧或双侧腮腺肿大、疼痛,大多有发热、咀嚼受限,系非化脓性炎症。

一、病原体

腮腺炎病毒属于副黏液病毒系 RNA 型,只有一种血清型,对物理和化学因素的作用均敏感,来苏、乙醇、0.2％福尔马林等均可在 2～5 分钟内迅速将其灭活,暴露于紫外线下即死亡,但低温下可存活数月至数年。

二、流行病学

人是唯一宿主,患者和隐性感染者是传染源,腮腺肿大前 1 周到发病后 5 天或更长时间内均可排出病毒。空气飞沫是主要传播途径,也可因患者或隐性感染者唾液污染食具和玩具,通过直接接触而感染。人群普遍易感,其易感性随年龄的增加而下降,以 5～15 岁的小儿发病率为高,病后可有持久免疫力。一年四季均可发病,以冬春季为主。

三、发病机制

腮腺炎病毒经口鼻侵入机体后,进入血液循环,引起病毒血症,继而至腮腺及全身各器官。由于病毒对腺体组织和神经组织具有高度亲和性,致使多种腺体,如腮腺、胰腺、生殖腺和神经组织发生炎症改变。

四、临床表现

本病起病较急,大多无前驱症状,常以腮腺肿大为首发表现。常先发生于一侧腮腺,肿大疼痛,且逐渐明显,另一侧也相继肿大。肿大腮腺的特点:以耳垂为中心,向前、后、下发展,局部不红,边缘不清,同时伴有周围组织水肿,局部皮肤发亮、灼热、疼痛明显。说话、张口、咀嚼（尤其进食酸性食物）时刺激唾液分泌，疼痛加剧，在上颌第二臼齿旁的颊黏膜上，可看到红肿的腮腺管口。病程中可有不同程度的发热，也有体温始终正常的病例，可伴有头痛、乏力、食欲缺乏等，病程为 10～14 天。

五、并发症

1.脑膜脑炎

为常见的并发症，系因病毒直接侵入中枢神经系统所引起。脑膜脑炎症状可在腮腺肿胀后 1 周内出现，其临床症状和脑脊液改变与其他病毒性脑炎相仿，以脑膜受累为主，预后大多良好，多无后遗症。

2.睾丸炎

男孩常见，一般发生在腮腺肿大 4～5 天，肿大的腮腺开始消退时，突发高热、睾丸肿痛伴剧烈触痛，部分病例发生不同程度的睾丸萎缩，如果双侧萎缩可致不育症。

3.胰腺炎

常发生于腮腺肿胀后 3～4 天至 1 周以内，表现为中上腹剧痛和触痛，伴发热、寒战、频繁呕吐等。因单纯腮腺炎即可引起血、尿淀粉酶增高，因此不能以淀粉酶增高作为诊断胰腺炎的依据，还需做血清脂肪酶检查。

六、实验室检查

1.血清和尿淀粉酶测定

病程早期大多数患者的血清淀粉酶增高，有助于诊断。淀粉酶增高程度往往与腮腺肿胀程度成正比。血清脂肪酶增高有助于胰腺炎的诊断。

2.血清学检查

采用酶联免疫吸附法及间接荧光免疫检测腮腺炎病毒特异性 IgM 抗体，阳性可做早期诊断。

3.病毒分离

在发病早期从患者唾液、尿液、血液及脑脊液中可分离病毒，阳性者可确诊。

七、诊断与鉴别诊断

根据流行病学史及患儿发病前 2～3 周内有与腮腺炎患者接触史,有发热、腮腺非化脓性肿大疼痛等表现,临床诊断不难。疾病早期或疑似病例可进行血清学检查及病毒分离以确诊。鉴别诊断包括急性化脓性腮腺炎、其他病毒性腮腺炎,其他疾病所致的腮腺肿大,如白血病、淋巴瘤、腮腺肿瘤等。

八、治疗

本病为自限性疾病,无特殊治疗,主要为对症治疗及支持治疗。

1.对症治疗

对肿痛腮腺,可把青黛散用醋调成糊状涂于局部,每天 1～2 次,有清热解毒、止痛消肿的作用。睾丸炎者可局部冷敷,并用棉花垫和丁字带托起以减轻疼痛。重症并发脑膜脑炎、严重睾丸炎、心肌炎时,可短期使用肾上腺皮质激素,疗程 3～5 天。

2.抗病毒治疗

发病早期可用利巴韦林每天 15mg/kg,疗程 5～7 天。也可用干扰素,有加速消肿、缩短热程的疗效。

3.注意口腔卫生

经常用温盐水或复方硼砂液漱口。多饮水,给予富有营养、易消化的半流质或软食。忌酸、辣、干、硬食物,以免唾液分泌及咀嚼使疼痛加剧。

九、预防

1.呼吸道隔离患者至腮腺肿大完全消退

在集体儿童机构(包括医院、学校)等接触者应隔离检疫 3 周,注意观察病情,如出现剧烈呕吐、头痛、睾丸肿大等,应及时到医院就诊。

2.患儿的居室定时进行通风换气,保持空气流通

患儿所用的食具等,煮沸 30 分钟即可达到消毒的目的,紫外线半分钟即可杀灭病毒,所以,患儿的衣服、被褥、玩具、文具或其他不能用煮沸消毒的物品,可在室外曝晒。

3.对 8 个月以上易感儿童可接种腮腺炎减毒活疫苗

腮腺炎流行期间,避免带小儿到人群密集的场所。

第九章 儿科危重症

第一节 急性呼吸窘迫综合征

一、概述

急性呼吸窘迫综合征（ARDS）是由多种肺内外致病因子（非心源性）所引发的急性进行性呼吸衰竭。通过首先报道，2012年柏林诊断标准专家组认为ARDS是一种急性、弥漫性、炎症性肺损伤，肺血管通透性增加，肺质量增加，通气肺组织减少，出现低氧血症，两肺斑片状致密影，混合静脉血增加，生理性死腔增大和肺顺应性降低。ARDS多发生于已有严重疾病的患者，在儿童重症监护室（PICU）中患病率为1%~3%，病死率为40%~60%，近年来随着ICU危重患者综合诊治能力的提高，机械通气技术的进步，尤其肺保护性通气策略的应用，ARDS的病死率在逐渐下降（30%~40%）。

二、病因

引起ARDS的高危因素包括肺内因素（严重肺部感染、胃内容物吸入、肺挫伤、吸入有毒气体、淹溺和氧中毒等）和肺外因素（脓毒血症、严重多脏器创伤、烧伤、休克、大量输血、体外循环、DIC和重症胰腺炎等）。

感染性肺炎和脓毒血症是ARDS最为常见的病因。ARDS尤其与病毒性肺炎相关，特别是呼吸道合胞病毒、腺病毒、麻疹后肺炎、甲型H1N1流感SARS病毒，在免疫抑制的患者中感染巨细胞病毒或卡氏肺囊虫等也常并发ARDS。

死亡高危因素包括：脓毒血症、休克、多脏器功能不全或衰竭、肺无效腔增加及疾病第一周治疗无改善者。

三、诊断

1.病史

通常存在引起 ARDS 的高危因素。起病时表现多种多样,可以类似感染患者急性起病,或类似吸入性肺炎突然发病,亦可隐匿性起病。

2.临床表现

在疾病初期肺部的恶化可能不易早期识别,此阶段患者表现为轻微的呼吸窘迫,出现呼吸急促、呼吸困难和对氧需求增加。肺部听诊呼吸音清晰或有散在湿啰音。几小时后,患者出现呼吸困难加重,顽固性低氧血症,高浓度氧疗不能缓解缺氧症状,此期常需机械通气支持。部分患者因呼吸衰竭和呼吸衰竭以外的原因死亡,部分患者逐渐缓解,另一部分患者进展为难治性肺纤维化阶段。

3.实验室检查

(1)动脉血气分析:动态检查和分析可以用于 ARDS 危重程度分类,PaO_2/FiO_2 是判断 ARDS 危重程度的主要指标。

(2)X 线胸片检查:对发生呼吸困难的患者应立即胸片检查,随着病情进展需观察动态变化,ARDS 患者胸片多表现为双侧对称、弥漫、不均一或均一的不透亮影。一般经数小时或数日后,不透亮影变得更加均一,肺水肿由间质向肺泡弥漫性进展,甚至出现肺泡出血。增生期胸片出现粗糙的、不均一的、线状及网格状影。

(3)胸部 CT 检查:胸部 CT 检查在判断 ARDS 患者肺水肿及其分布起非常重要作用,其价值高于 X 线胸片。在 ARDS 早期胸部 CT 显示正常及相对正常的肺组织常位于非下垂部位;毛玻璃样变见于肺组织的前中侧;实变区见于下垂部位。纤维化期 CT 显示粗糙的网格状,多分布于肺组织的前侧伴肺组织结构紊乱及支气管扩张。

(4)超声心动图:是排除心源性肺水肿的无创手段之一,通常未见明显左房压升高。

(5)肺动脉漂浮导管检查:测定肺动脉嵌压(PAWP),排除左房压增高所致肺水肿,ARDS 患者 PAWP<18mmHg。在儿科患者中因放置肺动脉漂浮导管困难,一般很少使用。

(6)生物标记物:目前尚无确诊 ARDS 的有效生物标记物。

4.诊断标准

40 多年来随着对 ARDS 研究的深入,对其定义和诊断标准不断改进,目前较为常用的标准包括：1988 年 Murray 肺损伤评分标准；1994 年欧美联席会议诊断标准（AECC）；2005 年 Delphi 标准及 2012 年最新颁布的 ARDS 柏林诊断标准。基于目前理论依据，柏林标准有助于 ARDS 早期诊断和早期干预，有利于病情严重度判断和较为准确的预后评估，及为临床科研人员开展科学研究提供标准化依据，因此该诊断标准获得国际和国内同行的认可。

四、鉴别诊断

临床上常与心源性肺水肿相鉴别，后者有心血管疾病史或过量快速输液史，一般有呼吸困难，听诊出现肺部啰音，胸片提示心影增大。通过氧疗、控制输液速度和输液量、强心、利尿或血管活性药物使用等处理后，呼吸窘迫症状缓解。

五、治疗

1.治疗原发病，防止并发症及支持治疗

积极治疗脓毒血症、误吸、休克、急性胰腺炎等原发病，防止院内感染，给予营养支持（肠道营养优于肠外营养），预防消化道出血，监测生命体征和动脉血气等指标。

2.机械通气策略

机械通气是 ARDS 最重要的治疗措施，然而不恰当的机械通气可加重 ARDS 已存在的肺损伤，延缓或加重患者的病程。

（1）肺保护性通气策略和肺复张策略：ARDS 最基本的治疗策略是肺保护性通气策略，当基本治疗策略无法维持机体足够氧合时则应采取挽救性治疗措施，包括肺复张、高 PEEP、俯卧位通气、高频振荡通气、吸入 NO 或体外生命支持技术等。肺保护性通气策略是指小潮气量、限制平台压、允许性高碳酸血症，并使用合适的呼气末正压（PEEP）的通气方式。目前儿童 ARDS 机械通气初始参数设置推荐：一般多选压力控制通气模式，PIP15～25cmH$_2$O（监测潮气量 6～8mL/kg），PEEP 6～8cmH$_2$O，吸气时间 0.6～1.0s，呼吸频率 20～40 次/分，吸入氧浓度（FiO$_2$）60%～100%（达到目标氧合后逐渐下调 FiO$_2$，较为安全值为≤50%）。监测目标氧合 PaO$_2$ 55～80mmHg，SaO$_2$ 88%～95%，允许性高碳酸血症（PaCO$_2$ 55～70mmHg）。如不能维持目标氧合则调整吸气末平台压（≤30～35cmH$_2$O）或逐渐增加 PEEP（10～15cmH$_2$O，选择最佳 PEEP 防止肺泡塌陷，根据静态 P-V 曲线低

位转折点压力+2cmH$_2$O 以确定 PEEP)。

PEEP 的设置应综合考虑 ARDS 病程、肺损伤的严重程度、塌陷肺泡的可复张性等。对早期和可复张性高的 ARDS 患者,应用高水平 PEEP,有助于维持肺泡复张和避免肺泡过度膨胀之间的平衡;对晚期和可复张性低的 ARDS 患者,PEEP 应用价值有限,不适宜设置较高水平。

肺复张方法(RM)是指在机械通气过程中,间断给予高气道压,可使较多萎陷的肺泡开放,增加参与气体交换的肺泡数量和有效肺容积,改善气体分布和通气/血流比例,从而增加氧合和提高肺顺应性;RM 持续一定时间,有助于不同时间常数的肺泡逐渐开放,并延长了气体交换时间;减少或阻止肺间质液体向肺泡内渗透,减轻肺水肿。与 PEEP 联合应用可减少肺泡周期性反复开闭导致的剪切力损伤和表面活性物质丢失。然而,由于塌陷肺泡不同的病理生理特点,导致并非所有ARDS 患者实施肺复张均有效,甚至可能有害。确定 ARDS 肺复张策略,首先要对肺可复张性评估。高可复张性患者早期应积极实施肺复张;对于低可复张性患者,早期应选择俯卧位通气或高频振荡通气等促进塌陷肺泡复张。

在实施了肺保护性通气策略前提下,针对危及生命的低氧血症、顽固性呼吸性酸中毒以及气道平台压的持续升高应分别采取相应的抢救性治疗措施。

(2)高频振荡通气(HFOV):HFOV 是小潮气量(1~2.5mL/kg)、限制肺泡过度膨胀、高频率(3~15Hz,频率 180~900 次/分)的通气模式。吸气和呼气相较高平均气道压,可阻止肺泡的萎陷和改善氧合。肺泡内容量和压力变化很小,减少了开放、关闭所引起的肺机械损伤。近年来推荐严重 ARDS 早期伴严重低氧血症和(或)高气道平台压可选择 HFOV 通气支持治疗。当患者伴有休克、严重气道阻塞、颅内出血或难治性气压伤时不宜应用 HFOV。

(3)俯卧位通气是通过降低胸腔内压力梯度、促进分泌物引流和肺内液体移动,明显改善氧合。目前临床推荐严重 ARDS 伴危及生命的低氧血症和(或)高气道平台压考虑俯卧位通气,可与小潮气量通气联合应用。如果俯卧位通气一天无效则停止而及时改用其他治疗方案。俯卧位通气可能产生的并发症包括局部受压所致面部水肿、结膜出血、压力性溃疡及各种管路滑脱或折叠(如气管插管、引流管、导管)等。

(4)体外膜氧合技术(ECMO):ECMO 通过体外膜氧合代替心肺功能,使心肺充分休息。研究表明对严重 ARDS 实施 ECMO,能明显改善氧合,有效清除二氧化碳,避免机械通气所致的呼吸机相关肺损伤,并能降低肺动脉压力,减轻右心后负荷,有利于心肺功能恢复。目前建议在重症 ARDS 早期上述方案治疗无效(即难治性低氧血症)可及早开始 ECMO 治疗。但如果严重 ARDS 接受高 FiO_2 或高压力通气治疗＞7 天或有 ECMO 禁忌证者不宜行 ECMO 支持治疗。

3.液体限制

维持 ARDS 患者液体负平衡是 ARDS 救治的重要措施之一,可每天记录出入量。推荐液体复苏后、循环稳定,保守的液体管理策略,补液量保持在常规需要量的 70% 左右,确保在最初 1 周内出入量在负平衡状态,维持轻度脱水状态。如复苏后液体负荷过重可用利尿剂,达到液体负平衡。根据病情可输注红细胞,提高血细胞比容达到 40%～49%。

4.药物治疗

ARDS 药物治疗前景不容乐观,多种药物如表面活性物质、糖皮质激素、N-乙酰半胱氨酸、利索茶碱、β-肾上腺素受体激动剂以及活化蛋白 C 等,在 Ⅱ 期或 Ⅲ 期临床研究被证明无法改善 ARDS 患者的预后,因而目前尚无能够确定有效治疗 ARDS 的药物。

(1)肺表面活性物质(PS):早期补充 PS 有助于改善氧合,在大量渗出时效果差,需要大剂量反复给药。由于临床研究显示并没有改善生存率,且存在最佳用药剂量、具体给药时间、给药间隔及药物来源等尚未解决的问题,还不能将其作为 ARDS 的常规治疗手段。

(2)肾上腺皮质激素:可以减少炎症介质及促纤维化介质的释放,临床研究表明短期大剂量甲泼尼龙冲击疗法(30mg/kg,q6h,连用 24 小时)并不能降低脓毒血症、吸入及外伤所致 ARDS 早期病死率,相反增加感染的风险,降低 ARDS 恢复可能性,增加病死率及相关副作用。目前推荐严重 ARDS(PaO_2/FiO_2＜200mmHg)早期(＜72 小时)或病程＜14 天未控制的 ARDS 患者,建议使用小剂量甲泼尼龙 $1～2mg/(kg \cdot d)$,每 6～12 小时 1 次,使用 1～2 周逐渐减量,总疗程＜1 个月。肾上腺皮质激素并不推荐预防用药。

(3)吸入一氧化氮(NO):ARDS 患者多合并肺动脉高压,可通过吸入 NO 选择性扩张肺血管,诱导肺内通气良好区域的血管舒张,显著降低肺动脉压,减少肺内分流,改善通气/血流比例失调。吸入 NO 也减低 ARDS 患者高肺血管阻力。目前研究发现吸入 NO 的不良反应和高成本,已不推荐常规用于 ARDS 治疗,但对于难治性低氧血症为改善氧合可考虑应用。一般初始剂量 1ppm,每 30 分钟滴定加量,直到氧合改善,最大量不超过 10ppm。如果没有反应(即氧合不改善),应逐渐停止使用。如果有反应,剂量每天减少达到维持目标氧合的最低剂量,一般使用不超过 4 天。必要时可与高频振荡通气或肺表面活性物质联合应用,获得较好治疗效果。

（4）利尿剂：适当应用呋塞米等利尿药物，可改善肺水肿，促进肺液吸收，减轻心脏负荷。

六、小结

（1）ARDS 多发生于已有严重疾病的患者，病死率高。

（2）高危者起病 1 周内出现呼吸困难，逐渐加重，一般病情非常严重。

（3）胸部 X 线平片及 CT 检查表现为两肺透亮度降低，呈颗粒网状阴影，严重者呈"白肺"，无法完全由心衰或容量负荷过重解释，或心脏彩超或心导管检查排除心源性肺水肿。

（4）诊断标准参照最新的 ARDS 柏林标准。

（5）机械通气是 ARDS 最重要治疗措施，治疗原则是肺保护性通气策略和肺复张策略，在实施了肺保护性通气策略前提下，针对危及生命的低氧血症、顽固性呼吸性酸中毒以及气道平台压的持续升高应分别采取相应的处理方案和步骤。

第二节　急性心力衰竭

一、概述

小儿急性心力衰竭（简称急性心衰）是儿童时期常见的急危重症之一，是由多种因素引起的突然心脏结构和功能异常，导致短时期内心排血量明显下降，器官灌注不足，肺毛细血管嵌压增加，受累心室后向的静脉急性瘀血。重症患儿可发生急性肺水肿及心源性休克，若不及时救治常导致死亡。慢性心力衰竭患儿在某种因素作用下（如感染、缺氧、酸中毒和心律失常等）可突然病情加剧，出现急性心衰的临床表现，此称为慢性心衰急性失代偿期，紧急抢救措施与急性心衰相似。

二、病因

引起小儿心力衰竭的病因较多，既有心血管本身疾病所致，也可见于全身其他疾病或原因。主要病因如下。

1.心脏容量负荷过重

如大型左向右分流型先天性心脏病[如室缺、室缺伴动脉导管未闭和（或）伴房缺、完全型房室通道]、瓣膜反流性疾病（包括先天性瓣膜病变、感染性心内膜炎和风湿性心脏瓣膜病变）以及输液过多过快等。

2.心脏压力负荷过重

以左心发育不良综合征、主动脉狭窄、主动脉缩窄和肺动脉狭窄等先天性心脏病为多见。

3.心肌收缩力降低

如感染性心肌炎（临床多见于病毒性心肌炎的急性型或暴发型）、扩张性心肌病、代谢性心肌病变、川崎病（发生冠状动脉瘤并发心肌梗死可致心衰）、先天性心脏病手术后低心排出量综合征、严重脓毒症或严重缺氧所致的心肌抑制等。

4.心室充盈障碍

缩窄性心包炎、限制型心肌病和严重的快速性心律失常等。

小儿急性心衰多见于暴发性心肌炎、心脏手术后低心排血量综合征，偶见于川崎病所致心肌梗死等疾病。先天性心脏病、心肌病是婴儿时期导致慢性心衰的主要原因，在继发肺炎、全身严重感染等因素作用下可引起急性加剧。

三、诊断

目前小儿急性心力衰竭的诊断是综合判断，以临床表现为主要依据，结合心电图、胸部 X 线检查、心功能检测和心脏生物学标识物检测可做出诊断和病因分析。

1.临床表现

小儿急性心力衰竭症状和体征往往缺乏特异性，但综合多种症状和体征分析可以提高诊断可靠性。呼吸急促、心动过速、心脏扩大、烦躁及喂养困难等表现考虑为心力衰竭，若伴有肝脏肿大或肺水肿（如肺部出现湿啰音或哮鸣音、咯泡沫血痰）或奔马律则可临床确诊心力衰竭。若出现四肢末端冷、外周脉搏消失、中央脉搏减弱及血压降低，则考虑诊断心源性休克。

急性心力衰竭在不同年龄段临床表现各异。年长儿临床表现与成人相似，如气促、心悸、发绀、不能平卧、端坐呼吸、泡沫样血痰、水肿等。新生儿期表现常不典型，如哭闹、拒乳、嗜睡等。婴儿期通常起病急骤，常在原发病基础上突然出现烦躁不安、呼吸困难、面色苍白及大汗淋漓等，病情进展迅速。

2.心电图检查

可提示心律变化、心脏负荷、房室肥厚和心肌劳损等情况,有助于心衰病因的诊断和指导治疗。

3.胸部 X 线检查

可见心脏扩大,透视下心脏搏动减弱,并可见肺瘀血或肺水肿的表现。

4.超声心动图

射血分数(EF)是最为常用的心功能测定指标,通常左室 EF≤45% 为收缩功能不全。心室前、后负荷改变可导致 EF 降低。测量左室舒张末期容量指数及左室收缩末期室壁应力,可分别反映左室前、后负荷的状况。婴幼儿心力衰竭以先天性心脏病为多见,大多数 EF 在正常范围,这与其心力衰竭不是因心肌收缩力减低,而与心脏负荷过重有关。超声心动图检查可了解心脏及血管结构、瓣膜功能、估测肺动脉压力和心输出量,对心衰病因有诊断价值。

5.心脏生物学标识物检测

心肌炎和心肌缺血时,心肌酶可升高,其中肌酸磷酸激酶(CPK)、同工酶(CK-MB)升高意义较大;心肌肌钙蛋白 T(cTnT)或心肌肌钙蛋白 I(cTnI)增高是心肌损伤的特异性标志,在心肌损伤早期即可出现。BNP>400pg/mL 和(或)NT-proBNP>1500pg/mL,反映心室壁扩张和(或)容量负荷过重,对充血性心力衰竭诊断、预后估计及治疗等方面有指导意义。

6.其他检查

(1)中心静脉压测定:与右房压相关,如>10mmHg(1.37kPa),提示血容量过多或右心衰竭。

(2)肺动脉楔压测定:采用气囊漂浮导管测定,正常值为 2~12mmHg(0.27~1.6kPa),增高提示肺瘀血或肺水肿。

(3)动脉血气分析:评估 PaO_2 和 $PaCO_2$ 以了解动脉氧和二氧化碳浓度,呼吸性或代谢性酸碱平衡状况,急性心衰常有 PaO_2 降低,持续低氧可导致酸碱失衡。

(4)检测血乳酸水平:反映心衰时组织灌注情况,如严重心衰、伴心源性休克时血乳酸持续升高,说明预后差。

(5)常规检查项目:血常规、电解质、血糖、尿素氮、肌酐、肝酶、白蛋白、高敏 C 反应蛋白和凝血指标等,有助于急性心衰病因及并发脏器损害的鉴别诊断。

四、鉴别诊断

年长儿典型心衰容易诊断,注意除外哮喘、急性呼吸窘迫综合征、肺栓塞和肺炎等临床表现相似的疾病,以呕吐、腹痛起病应与胃肠道疾病鉴别,谨防漏诊。婴儿急性心衰应与毛细支气管炎、支气管肺炎鉴别。婴儿心衰时由于哭闹、肺部干湿啰音和心动过速,常影响心脏听诊效果。心衰临床表现有时与肺部感染相似,易导致病情判断困难,需谨慎鉴别。

五、治疗

1.一般治疗

(1)氧疗:急性心力衰竭时体循环动脉氧分压通常降低,组织氧供少,所以急性心衰时需供氧以满足组织代谢的需要。一般可采用面罩或头罩吸氧,若缺氧无法改善则使用呼吸机辅助通气。左向右大分流先天性心脏病合并心衰的婴儿,有时供氧可使临床症状加重,因氧可降低肺循环阻力、增加体循环阻力,过多供氧使分流量增加、肺水肿加重。新生儿时期需特别注意特殊类型的先天性心脏病(如室间隔完整的大动脉转位或肺动脉闭锁等)需要依赖动脉导管开放才能生存,不能吸入高浓度氧。

(2)减少心脏做功:烦躁、过度刺激、过冷或过热的环境均可造成患儿能量消耗增加和心脏做功增加,使心衰症状加剧。所以适当的镇静、调节好环境温度(25℃)、治疗或护理尽量集中以避免不必要的干扰或刺激等是十分重要的。镇静可选用常规剂量地西泮或苯巴比妥钠,若严重烦躁可用吗啡,每次 0.1～0.2mg/kg 静注。采取半卧位减轻心脏负荷,避免便秘及排便用力。

(3)饮食控制:急性心衰时患儿呼吸增快或极其虚弱,通常经口摄入困难,为保证代谢需求和能量消耗的补充,可经鼻胃管喂养。病情稳定后热量摄取婴幼儿每天 90～100cal/kg。

(4)维持水电解质平衡:一方面限制水和盐的摄取以避免加重心脏负担,婴儿每天液量 80～120mL/kg,钠摄入量 2～3mg/kg。另一方面需要监测出入量和电解质,避免利尿剂应用出现水电解质失衡,根据监测结果及时调整和纠正。

2.药物治疗

(1)利尿剂:能减轻肺水肿,降低血容量、回心血量及心室充盈压,减轻心室前负荷(容量负荷)。目前急性心衰时常用静脉注射呋塞米(每次 1~2mg/kg,每 6~12h 1 次)或布美他尼(每次 0.01~0.1mg/kg,每 8~12h 1 次),以小剂量开始,病情稳定后改口服维持。同时加用保钾利尿剂(如螺内酯或氨苯蝶啶),避免造成低钾血症。螺内酯(安体舒通)口服每次 1~2mg/kg,每 12 小时 1 次;氨苯蝶啶口服每次 1~1.5g/kg,每 12 小时 1 次。

(2)血管扩张剂:心衰时后负荷稍有增加即可降低心搏量,因此减轻后负荷尤为重要。血管扩张剂主要通过扩张静脉容量血管和动脉阻力血管,减轻心室前、后负荷,提高心输出量;并可使室壁应力下降,心肌耗氧减低,改善心功能。常用硝普钠 0.5~8μg/(kg·分钟)静滴;硝酸甘油 1~5μg/(kg·分钟)静滴。使用时注意监测血压,避免低血压的发生。血管扩张剂禁忌证为血容量不足、低血压和肾衰竭。

(3)正性肌力药物。

①强心苷(毛地黄制剂):可增强心肌收缩力、心排出量;降低心室舒张末期压力,改善组织灌注及静脉瘀血;作用于心脏传导系统减慢心率;还可兴奋迷走神经,对抗心衰时神经内分泌紊乱作用。常用药物为地高辛,口服负荷量为:未成熟儿 10~20μg/kg,足月新生儿、>2 岁儿童 20~30μg/kg,≤2 岁婴幼儿 30~40μg/kg,静脉负荷量为口服量的 3/4,首剂为负荷量的 1/2,余量分两次,每 8 小时 1 次,最后一次负荷量后 12 小时给予维持量,每次为负荷量的 1/8,每 12 小时 1 次。急性心肌炎时毛地黄用量适当减少,以防中毒;若用毛花苷丙(西地兰),每次 0.01~0.015mg/kg 静脉注射,必要时间隔 3~4 小时重复给药一次,用药 1~2 次后可改用地高辛负荷量或维持量。

②β-肾上腺素受体激动剂(儿茶酚胺类):主要与心肌细胞膜 β_1 受体结合,增强心肌收缩力和心排出量。常用于低排出量性急性心衰、心脏术后低心排血量综合征及休克患者。常用药物多巴酚丁胺 5~20μg/(kg·分钟),多巴胺 5~10μg/(kg·分钟),肾上腺素 0.05~0.3μg/(kg·分钟),小剂量开始,微量输液泵调控速度。多巴酚丁胺对血压、外周血管阻力影响小,而大剂量多巴胺[10~20μg/(kg·分钟)]和肾上腺素>0.3μg/(kg·分钟)则有 α 肾上腺素能作用,升高血压。必要时多巴酚丁胺可与多巴胺合用。合并心律失常、左室流出道梗阻的患儿不宜应用 β-肾上腺素受体激动剂。

③磷酸二酯酶Ⅲ抑制剂:通过抑制 cAMP 降解而提高细胞内 cAMP 浓度,增加 Ca^{2+} 内流产生正性肌力作用,增强心肌收缩力作用不受 β-肾上腺素受体影响,使心排量及每搏量增加,心室充盈压及体肺循环阻力降低,但并不明显增加心肌氧耗量和心率。主要用于严重或难治性充血性心衰、低心排出量综合征、心肺复苏后

左心收缩功能不全者和先天性心脏病合并肺高压的患儿。常用药物氨力农负荷量 0.75～1.0mg/kg，维持量 5～10μg/(kg·分钟)；米力农负荷量 50μg/kg，维持量 0.25～0.75μg/(kg·分钟)，负荷量 30～60 分钟内均匀静脉输入。短期静脉应用为宜，一般不超过一周。可与多巴酚丁胺或多巴胺合用。

④左西孟旦：为新一代抗心衰药物，是钙增敏剂，通过与心肌肌钙蛋白 C 结合增加心脏肌钙蛋白 C 对钙离子的敏感性，增强心肌收缩力、心排出量、扩张血管，降低前后负荷。在改善心泵功能时不增加心肌氧耗和心率。主要用于各种急性心衰，尤其心源性休克、脓毒症休克时左心功能不全和先天性心脏病围术期心衰的治疗。负荷量 12μg/kg 静脉注射(＞10 分钟)，维持量 0.05～0.2μg/(kg·分钟)，一般用6～24 小时。

(4)血管紧张素转换酶抑制剂(ACEI)：抑制转换酶降低肾素-血管紧张素-醛固酮系统及缓激肽分解作用，减低心脏前后负荷及逆转心肌重塑，改善心肌功能。对大型室缺伴肺动脉高压者 ACEI 能减低左向右分流，改善心功能。临床用于扩张性心肌病、左向右分流先天性心脏病(如室缺伴肺动脉高压)、二尖瓣或主动脉瓣反流等所致的心衰(主要用于慢性心衰)。儿童常用制剂卡托普利(短效制剂)和依那普利(长效制剂)。卡托普利初始剂量 0.5mg/(kg·d)，每 8 小时 1 次，口服，每周增加 0.3mg/(kg·d)，最大量 5mg/(kg·d)。依那普利初始剂量 0.05mg/(kg·d)，每天 1 次，口服，每周增加 0.02mg/(kg·d)，最大量 0.1mg/(kg·d)。ACEI 常与利尿剂、地高辛联合应用。

(5)心肌能量代谢赋活剂：增强心肌细胞线粒体功能，改善心肌能量代谢，稳定细胞膜和抗氧自由基作用，保护心肌。常用 1,6-二磷酸果糖(FDP)100～200mg/(kg·d)静滴，每天 1 次，用 7～10 天；或磷酸肌酸 1～2g/(kg·d)静滴，每天 1 次，连用 7～14 天。辅酶 Q_{10} 1mg/(kg·d)，每天 2 次。

(6)急性心衰伴心律失常治疗原则：严重心衰患者常伴有症状性或无症状性心律失常，少数发生晕厥或猝死。多种抗心律失常药有负性肌力作用，可使心衰加重，心律失常恶化，不宜应用。一般认为胺碘酮较安全、有效，较少影响心功能，负荷量 5～7mg/kg，静滴 1 小时，维持量 5～15μg/(kg·分钟)。

(7)急性肺水肿治疗：及时应用利尿剂、血管扩张剂及正性肌力药物；应用地西泮或苯巴比妥镇静，严重者静脉或皮下注射吗啡 0.1～0.2mg/kg(增加静脉容量、降低左房压，同时缓解患者烦躁不安)；机械通气有助于缓解肺水肿。

(8)心源性休克治疗：镇静、舒适体位、供氧等一般治疗同前述。心室容量负荷不足时，给予 5～10mL/kg 晶体液扩容，输注 30 分钟，输液期间密切观察血压、脉搏、尿量、肢端温度变化及动态监测中心静脉压变化,必要时可重复 1 次。选用合适的正性肌力药物或扩血管药物。慎用利尿剂,在休克纠正后有体、肺循环瘀血时可应用。

3.非药物治疗

(1)人工机械辅助装置:机械辅助目的是暂时维持生命,等待心肺功能恢复或心脏移植。临床常用的有体外膜肺氧合（ECMO）和离心泵心室辅助装置（CVAD）。目前儿科主要用于经药物治疗心衰难以控制的患者,如心脏病术后、急性暴发性心肌炎、终末期心脏病及等待心脏移植等。

(2)血液净化治疗:适用于对利尿剂抵抗的高容量负荷或伴有低钠血症、肾损伤或肾衰竭的患儿。

4.原发病治疗

对于严重的先天性心脏病并发心衰(如左心发育不良综合征)应及早手术甚至急诊手术。大型左向右分流型先天性心脏病常有慢性心衰,当继发肺部感染时,易导致急性失代偿,在积极控制感染、药物抗心衰治疗症状改善后,争取尽早手术根治或姑息手术。感染性心内膜炎导致难治性心衰时需手术治疗。对于终末期心肌病或其他原因造成的严重心衰药物治疗无效,心脏移植或心肺移植是唯一的治疗方法。

六、小结

(1)儿童急性心力衰竭起病急,进展快,如不及时诊断和处理,则会严重威胁患儿的生命。

(2)急性心衰病因较多,各年龄段引起心力衰竭的疾病谱不同,既有心血管系统疾病,也可见于全身其他疾病或原因。

(3)以临床表现为主要依据,结合心电图、胸部 X 线检查、心功能检测和心脏生物学标识物检测可做出诊断。

(4)以利尿、强心、扩血管为治疗原则,合理应用血管活性药物。了解病因,去除诱因,给予正确的呼吸支持治疗,保护脏器功能,维持内环境稳定。

第三节　休克

一、心源性休克

（一）概述

由各种心脏疾病导致心排血量下降、组织器官氧供不足的病理生理状态,是休克的一种常见类型之一。

（二）病因

各种先天或后天心脏疾病累及心肌,导致心肌收缩力降低,引起收缩期或舒张期心功能障碍,如先天性心脏病手术前或术后,各种原因导致的心肌炎、心肌病,心肌缺血缺氧,严重离子紊乱,心律失常等。

（三）诊断

1.临床表现

心脏原发疾病的表现,如先天性心脏病、心肌病、心内膜弹力纤维增生症常有慢性充血性心力衰竭的表现,心肌炎可有感染的前驱症状,并可出现心悸、胸闷、呼吸急促等,严重心律失常不仅表现出心悸,也可表现为心源性脑缺血发作,以抽搐为首发症状,某些心肌炎有腹痛、腹肌紧张。常有心率或心律的改变,心音低钝、奔马律等,心界扩大,肝肿大,水肿等。由于心排血量下降及代偿性外周血管收缩,可有心率增快,四肢末端凉,毛细血管充盈时间延长,外周或中心动脉搏动减弱,意识状态改变和尿量减少。

2.辅助检查

胸片常有心脏增大,肺充血或瘀血,心脏彩超常可明确有无先天或后天性心脏病,并对心功能做出判断,心电图可发现心律失常及是否心肌缺血,心肌酶谱在心肌炎常有增高,尤其是 CK-MB 同工酶,肌钙蛋白增高提示心肌损害,脑钠肽测定对辅助心衰诊断有帮助。心肌炎时病原学检查对判断病因有益。

（四）鉴别诊断

注意与其他类型休克相鉴别,如感染性休克、低血容量性休克和神经源性休克等。

（五）治疗

1.一般治疗

如给予镇静、吸氧、卧床制动、限制液体入量等。

2.液体补充

与感染性休克或低血容量休克不同,心源性休克补液应慎重,通常给予少量液体,5～10mL/kg 液体,通常情况下给予液体复苏后病情迅速加重需考虑心源性休克可能。心源性休克通常要限制液体入量,但也要注意混合的血容量不足的情况,尤其对慢性心衰的患者长期限制液量或利尿的患者,要注意血容量不足的问题。

3.心血管活性药物

心源性休克主要以正性肌力药增加心输出量为主,常用多巴酚丁胺、多巴胺和肾上腺素,米力农等非儿茶酚胺类药近来也常使用。心源性休克常伴有外周血管阻力增高,使用正性肌力药心排血量正常后仍有外周循环差、代谢性酸中毒时可考虑使用扩血管药,如硝普钠,使用兼具正性肌力作用又有扩血管作用的药物如米力农、多巴酚丁胺也是经常的选择。对快速心律失常性心衰患者或慢性充血性心衰患者等可使用洋地黄类药物。这些药物常需不断滴定调整以达到最佳化治疗目的,包括尿量增加、代谢性酸中毒纠正、外周循环改善和意识改善。通过增加外周血管阻力增加血压的药物尽量不用,如去甲肾上腺素、加压素等,这些药物会增加后负荷,增加心肌负担,可能加重病情甚至导致心跳停止。根据每个患者的不同情况使用不同的血管活性药很重要。

4.病因治疗

根据不同病因进行相应治疗。如病毒性心肌炎需抗病毒,营养心肌等治疗,心律失常给予相应的抗心律失常处理,对心动过缓如严重房室传导阻滞者可用体外起搏器。先天性心脏病如动脉导管未闭等,在内科保守治疗效果不佳时可行手术根治,常可挽救生命。

5.心脏辅助治疗

对常规治疗难以逆转的休克或心力衰竭,可采用体外膜肺(ECOM)或左心辅助装置,年长儿可采用主动脉反搏技术。

6.其他脏器支持

同感染性休克,近年来对心脏源性休克患者常予机械通气辅助治疗,尤其合并肺水肿患者,可减少患者做功消耗,改善氧合。液体负荷过重时可采用连续性肾脏替代疗法(CRRT)脱去过多水分,减轻心脏负担。

(六)小结

(1)心源性休克常由各种先天或后天的心脏疾病引起,注意与其他原因引起的休克相鉴别。

(2)治疗以改善心脏功能为主,不宜大量扩充容量。

（3）注意各种病因治疗很重要。

二、低血容量性休克

（一）概述

是儿科最常见的一种休克类型,常由于腹泻、呕吐、失血等导致有效循环血容量不足。心率增快和外周阻力增加是最初的代偿反应以维持心排量和血压,如果没有及时给予液体复苏,会发生低血压,继之组织缺血和临床状况恶化,如果有预先存在的胶体渗透压降低的情况,如营养不良、肾病综合征、肝功衰竭和严重烧伤等,由于血管内皮损伤和毛细血管渗漏,液体丢失会更严重,休克也会更严重。

（二）病因

儿童低血容量休克的主要原因是体液的大量丧失,主要有以下原因。

1.水分丢失过多

儿童最常见的是腹泻,内外科疾病发生的呕吐,如各种原因导致的重型腹泻病,短时间内大量水分丢失,导致血容量不足,是小儿腹泻病的一个重要死因之一。

2.失血

内外科疾病导致大出血,导致失血性休克。机体大范围软组织及内脏损伤、血管破裂,手术损伤,各种出血性疾病,如血液系统疾病、急性肝衰竭、白血病、DIC 等导致出血不止,某些先天性胃肠畸形、胃肠炎症溃疡等。要注意一些闭合腔隙的出血如颅内出血、腹腔和胸腔的出血,常容易误诊。

3.肾病综合征

由于低蛋白血症,常导致胶体渗透压降低,血管内液体向血管外组织间歇渗漏。大量胸腹水等也常导致有效血容量不足,致低血容量休克。

4.烧烫伤、创伤

烧烫伤、创伤致广泛大量渗出,体液重新分布,亦是低血容量性休克的重要原因。

（三）诊断

根据病因、临床表现和体征很容易做出低血容量休克的诊断。

1.临床表现

低血容量休克根据不同的病因有不同表现,如腹泻病常有呕吐、发热、腹泻,失血性休克会有失血的表现,如呕血、便血等。腹泻脱水的患儿会有皮肤黏膜干燥、弹性差,眼窝、囟门凹陷,泪少,少尿等;失血的患者可见明显的贫血貌,面色苍黄或苍白。休克时可出现组织低灌注的各种表现,如心率快、脉弱、呼吸快、意识改变、四肢凉和尿少,严重者血压降低,脉压变小。

2.辅助检查

根据原发病不同,如腹泻常有电解质紊乱、代谢性酸中毒,失血者常有血红蛋白显著降低,表现正细胞正色素贫血。烧伤、烫伤、肾病常有低白蛋白血症。

(四)鉴别诊断

低血容量性休克需与感染性休克、心源性休克等鉴别。

(五)治疗

低血容量休克治疗的关键是扩充血容量,必要时辅以血管活性药,并积极针对病因进行治疗。

1.液体复苏

补液治疗是低血容量性休克治疗的关键。

(1)如果是腹泻等引起的脱水,补液以晶体液为主,给予生理盐水、林格液进行补液,并根据失液量及脱水性质(高渗、低渗或等渗)适当调整补液的张力,代谢性酸中毒显著时可适当补充碳酸氢钠,一般最初以 20mL/kg 静脉快速补液,5～10分钟内输入,视脱水量和休克纠正情况可给予第 2 剂或第 3 剂。通常给第 3 剂时最好应用胶体液,条件允许行中心静脉压监测指导补液。

(2)失血性休克:首先给以晶体(如生理盐水)或血浆代用品、胶体液快速扩容,补液的速度同上,通常补液的量要多于失血量 2～3 倍,通常失血性休克在未处理伤口或找到出血点止血情况下,不推荐血压完全恢复正常甚至超过正常血压,尤其有创面的情况下,过高的血压会加重出血,大量的晶体液输注还要注意造成体温过低、凝血障碍加重出血、心律失常等。失血性休克在输注了晶体液后一定要输注一定量的红细胞,尤其出血量较大者仅给予晶体或胶体液不能改善携氧能力,不能达到治疗目的。输血量(mL)=[Hct(预测值)-Hct(实测值)]×血容量/Hct(输入血),小儿血容量一般按 80mL/kg 计算,输入血 Hct 按 40％计算。

2.血管活性药

在最初的扩容后血压回升不显著,则要给以血管活性药。

3.脏器功能支持

休克严重、持续时间较长会导致多脏器功能障碍或衰竭,则按感染性休克所述处理。

4.病因治疗

在抗休克的同时要给以病因治疗,尤其失血性休克要及时给予包括外科干预在内的止血治疗。

（六）小结

（1）结合失血失液的病史，临床表现出休克、低灌注的表现不难做出诊断。

（2）治疗的关键是及时扩充血容量，失血性休克应该输血，失血性休克时血压不可过高，失血性休克补液量应为失血量的 2～3 倍。

（3）病因治疗很重要，尤其是失血性休克一定要采取内外科方法止血。

三、过敏性休克

（一）概述

常由于机体对某些药物、食物过敏引起的免疫介导的过敏反应综合征，严重者引起过敏性休克、上下气道梗阻，危急患者生命。过敏性休克是一种分布性休克。

（二）病因

引起过敏的原因如药物（如青霉素过敏、造影剂过敏）、食物等。

（三）诊断

1.临床表现

过敏反应常有皮肤充血、瘙痒、荨麻疹、喘息、面部水肿、腹痛及腹泻等，休克发生前这些过敏反应的表现常提示休克是过敏性休克，某些患者有既往过敏史。

2.辅助检查

血嗜酸性粒细胞增高，IgE 增高。

（四）治疗

迅速脱离过敏源，如输注药物引起应迅速终止可疑药物输注，保持气道通畅和吸氧，迅速给予肾上腺素肌内注射，休克者给予晶体液扩容，休克纠正不满意者，肾上腺素可每 5 分钟重复，必要时静脉给予或持续输注，液体复苏第一剂效果不好，可给予第 2 或 3 剂，在第 2 或 3 剂时可用胶体液，以上效果不佳，可加用其他血管活性药。待最初的抗休克处理后应给予抗过敏药及皮质激素。出现脏器衰竭时给予对症支持治疗。

（五）预防

有过敏史者应尽量避免接触过敏源，如对青霉素等过敏或有家族史者，使用青霉素类药要慎重。

（六）小结

（1）过敏性休克常迅速发生，处理不及时可危及生命。

（2）注意询问过敏史，过敏体质者使用药物要慎重。

（3）治疗应迅速脱离过敏源，并迅速给予肌内注射肾上腺素，并给予扩容、血管活性药物及其他治疗，包括抗过敏治疗和对症治疗。

四、神经源性休克

（一）概述

在正常情况下，血管运动中枢不断发放冲动沿传出的交感缩血管纤维到达全身小血管，使其维持着一定的紧张性。当血管运动中枢发生抑制或传出的交感缩血管纤维被阻断时，小血管就将因紧张性的丧失而发生扩张，结果是外周血管阻力降低，大量血液淤积在微循环中，回心血量急剧减少，血压下降，引起神经源性休克。此类休克常发生于深度麻醉或强烈疼痛刺激后（由于血管运动中枢被抑制）或在脊髓高位麻醉或损伤时（因为交感神经传出径路被阻断）。本类休克的病理生理变化和发生机制比较简单，预后也较好，有时不经治疗即可自愈，有的则在应用缩血管药物后迅速好转。有人认为这种情况只能算是低血压状态，而不能算是休克，因为从休克的概念来看，在这种患者，微循环的灌流并无急剧的减少。神经源性休克一般属于分布性休克的范畴。

（二）病因

1.严重创伤、剧烈疼痛刺激

如胸腹腔或心包穿刺时，周围血管扩张，大量血液淤积于扩张的微循环血管内，反射性的血管舒缩中枢被抑制，导致有效血容量突然减少而引起休克。

2.药物

许多药物可破坏循环反射功能而引起低血压休克，如盐酸氯丙嗪、安宁、降血压药物（神经节阻滞剂、肾上腺素能神经元阻滞剂和肾上腺受体拮抗剂）以及麻醉药物（包括全麻、腰麻、硬膜外麻醉），均可阻断自主神经，使周围血管扩张，血液淤积，发生低血压休克。尤其当患者已有循环功能不足因素存在时，应用上述药物更易出现低血压。

3.脊柱外伤或复合外伤患者，其中高位脊柱损伤更多见，偶尔脊髓出血炎症等也可导致神经源性休克发生

（三）诊断

根据脑、脊髓损伤等的病因和血压下降、心率缓慢，排除其他原因可做出诊断。临床表现常有外伤病史，感觉和运动障碍提示脊髓损伤，放射线检查提示脊柱

损伤骨折的证据。

急性脊髓损伤可能导致心率减慢、低血压、心律失常、心排血量下降及外周血管阻力下降,肢端温暖。脊髓损伤的严重程度常与心血管功能障碍的程度相关。严重的机动车损伤发生神经源性休克较损伤轻者常更需要血管加压药。

患者由于常有多发创伤包括头部损伤,在最初的运动和感觉缺失的评估中有困难,另外相关的损伤可能导致低血容量,使临床情况复杂化。在穿通伤患者大多数有低血压者有失血致低血容量休克,而非神经源性休克。

(四)鉴别诊断

在多发性损伤患者,其他原因引起的休克注意排除:失血性休克、张力性气胸及心源性休克。

(五)治疗

1.一般治疗

如外伤患者需按外伤的处理原则对患者进行气道、呼吸、循环及神经等的评估,并给予畅通气道和维持通气等处理。患者应保持安静,取平卧位,除去枕头,下肢抬高 $15°\sim30°$,使其处于头低脚高的休克体位,以增加回心血量,增加脑部血供。如有意识丧失,应将头部置于侧位,抬起下颏,以防舌根后坠堵塞气道。

2.液体复苏

液体复苏扩容会改善神经源性休克的灌注。大多数神经源性休克扩容本身即可改善,纠正低血压和改善灌注。

3.血管加压药

能够改善外周血管张力,减少血管床容积、增加静脉回流,但必须在排除低血容量休克情况下并且明确神经源性休克的诊断后使用。如果认为扩容量已经充分的情况下血压仍无改善,可首先给予多巴胺,也可选择 α 受体兴奋剂如盐酸去氧肾上腺素注射液,尤其对多巴胺反应不好的情况下。血管收缩剂通常持续 $24\sim48$ 小时。另一方面,危及生命的心律失常和低血压可能发生在脊髓损伤后 14 天,神经源性休克需要血管加压药维持的时间可能与预后及神经功能恢复有关,恰当的迅速血压和循环灌注的改善可能改善脊髓的灌注,防止进行性脊髓缺血,减少二次脊髓损伤,在任何稳定脊柱骨折的手术前应恢复血压和灌注。紧急情况下可给予肾上腺素皮下或肌内注射。

4.镇痛、镇静药物

由于剧烈疼痛引起的休克需要应用镇痛药物,可用吗啡、杜冷丁等;情绪紧张患者应给予镇静药物如安定或苯巴比妥钠肌注。

5.糖皮质激素

该药能改善微循环,提高机体的应激能力。可给予地塞米松或氢化可的松、甲基强的松龙静滴。

6.对因治疗

根据导致患者神经源性休克的不同病因进行相应处理。

（六）预防

预防儿童损伤是关键,尤其对婴幼儿要注意跌落伤、车祸伤等。此外,注意医源性因素损害。

（七）小结

(1)神经源性休克多见于脊柱外伤后,临床以血压下降、心率缓慢为特点。

(2)应注意与失血性休克、张力性气胸等鉴别。

(3)治疗以扩充血容量和血管加压药为主。

第四节　婴儿捂热综合征

一、概述

婴儿捂热综合征是由于过度保暖或捂闷过久所致的以缺氧、高热、大汗、脱水、抽搐、昏迷和呼吸循环衰竭为主要临床表现的综合征。常发生于寒冷季节、缺乏婴儿护理知识的家庭,以新生儿及小婴儿多见,也称蒙被综合征、捂被综合征。由于高热、大汗导致高渗性脱水,从而引起脑损害,以及心、肾等多器官损害。本病起病急、病情重,病死率高达 18.33％,15％遗留中枢神经后遗症,应引起监护者、社区健康教育工作者和医务人员高度关注。

二、病理生理机制

捂热过久和保暖过度,机体散热受阻,继之高热、大汗,高渗性脱水导致有效循环血量减少和微循环功能障碍,组织细胞缺氧,酸性代谢产物堆积而发生代谢性酸中毒;血浆渗透压升高导致脑细胞肿胀。同时捂热过程中可能阻塞呼吸道引起通气换气功能障碍,导致呼吸性酸中毒和缺氧,最终结局是组织细胞缺氧,能量代谢障碍,临床表现为以脑损害为主的多器官损害。

三、诊断

1.病史

有明确捂热史,如怀抱婴儿、乘坐车船、外出途中包裹过多过紧,盖被过严过厚,居室温度过高或所在环境温度过高、拥挤通风不良等。

2.临床表现

(1)高热:体温常＞40℃,打开包被时常见患儿大汗淋漓湿透衣被,头部散发大量热蒸汽,大汗后体温骤降或不升,全身湿冷,新生儿可发生硬肿。

(2)高渗性脱水状态:表现为烦躁哭闹不安、皮肤黏膜干燥、弹性减退、前囟凹陷、眼窝凹陷、脉搏细弱或消失、皮肤发花、肢端冷、少尿或无尿等脱水循环衰竭征象。

(3)缺氧表现:发绀或面色苍白、呼吸急促、心率增快等。

(4)脑水肿颅内高压表现:反应迟钝、频繁呕吐、尖叫、凝视、反复抽搐或昏迷、呼吸节律不整或暂停,中枢性呼吸衰竭。

(5)其他器官损害表现:可发生肺出血、心律失常、腹胀、消化道出血、弥散性血管内凝血和急性肾损伤等多器官功能障碍。

(6)实验室检查:血红蛋白、白细胞可升高,血钠、血钾升高,血浆渗透压升高,重症可出现混合型酸中毒,动脉氧分压降低。

四、鉴别诊断

捂热病史明确者诊断不难,病史不确定时需要与新生儿脱水热、低血糖症、肺炎合并呼吸衰竭、脓毒症、颅内感染及婴儿猝死综合征鉴别。

五、治疗

1.降温

立即去除捂热原因、物理降温,勿用发汗药,以免加重虚脱,降温过程中注意避免发生低体温。

2.给氧

合理选择给氧方式,轻症经鼻导管、面罩、头罩给氧,重症面罩球囊加压给氧、经鼻持续气道正压通气(NCPAP)或机械通气。

3.止惊

抗惊厥药首选地西泮 0.2～0.5mg/kg 缓慢静注,或咪达唑仑 0.1～0.2mg/kg 静注,维持量 1～6μg/(kg·分钟),也可用 10% 水合氯醛 0.3～0.5mL/kg 灌肠。反复抽搐者给予苯巴比妥 8～10mg/kg 肌注。

4.液体疗法

积极纠正脱水、电解质紊乱和酸中毒,输液量 100～150mL/(kg·d),张力 1/5～1/3 张,有循环衰竭者首先液体复苏,生理盐水 20mL/kg,15～20 分钟静脉输入,之后评估是否继续补液,根据血气决定纠酸至 pH 值 7.25 即可。

5.防治脑水肿

有脑水肿者补液的同时给予 20% 甘露醇 0.5g/kg,呋塞米 0.5～1.0mg/kg,两者 4～6 小时交替静注。当血钠>160mmol/L、血浆渗透压>320mOsm/L 时不宜使用甘露醇,可用呋塞米。

6.其他

病情允许可尽早高压氧治疗,对减轻脑水肿、缩短病程、恢复意识及减少后遗症有益。在综合治疗基础上给予能量合剂、维生素 C 和维生素 E 等细胞保护药物。

六、预防

普及卫生宣教,教会婴儿母亲或监护者避免发生捂热或蒙被的因素,提倡母婴分睡,勿蒙被过严或含奶头睡在母亲腋下,出门时不用衣被包裹过厚过紧,不带婴儿到温度过高通风不良的环境中。医务人员应提高对本病的认识,及时正确诊断和治疗。

七、小结

婴儿捂热综合征常发生于寒冷季节,主要见于新生儿或小婴儿,捂热史是诊断的基础,临床特征为高热,大汗,高渗性脱水,严重者脑水肿颅内高压、呼吸循环衰竭。治疗的重点是降温,纠正高渗性脱水、循环衰竭、电解质紊乱、酸中毒,以及脱水降颅内压及对症支持治疗。

第五节　小儿呼吸道异物

一、概述

呼吸道异物指喉、气管、支气管异物，分内源性和外源性两类。内源性为呼吸道的内生物，如假膜、痰痂、血凝块、支气管塑型和干酪样物质等。外源性为误吸外界物质进入气道，通常呼吸道异物指外源性。呼吸道异物多发生于 5 岁以下儿童，是儿童意外伤害死亡的常见原因之一。

二、病因

常见误吸物为坚果类、果冻、纽扣、肉食骨头和饭菜等，促发因素如下。

（1）小儿磨牙尚未生长，咀嚼功能不完善。

（2）小儿喉保护功能不健全。

（3）小儿喜欢将食物或小件东西含于口内。

（4）吃饭进食时嬉戏打闹。

（5）小儿进食时受到打骂、惊吓。

（6）神经肌肉疾病导致吞咽障碍、咽喉肌肉麻痹。

（7）口、咽、喉手术意外，器械配件或切除的组织意外滑落入气道。

三、诊断

1.病史

多数有明确的异物吸入史。部分患儿发生误吸时无目击者，若有突发咳嗽或经久不愈的咳嗽、喘息，应考虑异物的可能。

2.症状

临床表现与异物的大小、形状、性质、位置及存留时间有关。异物体积大可完全阻塞声门或主气道，迅速导致窒息。部分阻塞导致肺不张、肺气肿。含游离脂肪酸异物刺激性大，常引起严重气道黏膜炎症反应。有腐蚀性的异物可导致气道黏膜溃烂。异物停留时间长易并发感染。

典型的临床症状为①突然剧烈呛咳、颜面发红,严重者面色苍白,口唇青紫;②突然呼吸困难,尤其表现为吸气性呼吸困难,三凹征;③吸气相似"鸡鸣样"喘鸣音;④呼吸道完全堵塞时,患儿突然不能言语,不能呼吸,甚至不能咳嗽。同时有烦躁、出汗、面色青紫、表情极其痛苦及恐慌,患儿常用手掐住自己的喉部。

临床上呼吸道异物症状可分为 4 期。

(1)异物进入期:异物通过喉部时出现喉痉挛、剧烈呛咳、呼吸困难,严重者很快窒息死亡。

(2)安静期:异物嵌顿至支气管后,可无症状或症状轻微。

(3)症状再发期:由于异物刺激和感染出现分泌物增多、咳嗽、发热。

(4)并发症期:支气管炎、肺炎、肺脓肿、肺不张、支气管扩张、阻塞性肺气肿、气胸、纵隔气肿或皮下气肿。

3.体征

特别注意听诊及触诊。气管内活动异物可听到异物撞击音,触诊气管时有碰撞震动感。可闻及喘鸣音,常局限性,患侧呼吸音减低,继发支气管炎时可闻及痰鸣音,肺炎时可闻及湿啰音,皮下气肿时软组织肿胀,可触及"握雪感"。

4.影像学检查

(1)X 线检查:可发现不透光异物、患侧肺不张、对侧代偿性肺气肿。透视下可见纵隔摆动。继发感染时有相应炎症征象。

(2)螺旋 CT 扫描:通过三维重建,可直接显示异物在气道内的轮廓、大小和部位。

5.内镜检查

(1)纤维支气管镜或电子支气管镜:较影像学检查更为直观、可靠,对异物史明确、X 线检查阴性的患儿应行纤维支气管镜或电子支气管镜检查。

(2)硬质支气管镜:检查同时,准备好异物钳,发现异物即可取出。

四、鉴别诊断

异物吸入史明确时,根据典型临床症状、辅助检查,诊断不难。异物史不确定,病程较长者,需与呼吸道感染、哮喘、结核及肿瘤等呼吸道疾病鉴别。

五、治疗

1.取异物

(1)现场人工去除异物。

①婴儿：背部叩击—胸部按压法。a.婴儿脸朝下躺在急救者前臂上，急救者紧托患儿下颌支撑其头部，并把前臂放在大腿上，使婴儿头部低于躯干；b.在婴儿两肩胛骨之间用手掌根部用力叩击5次；c.在背部叩击后，可将空着的一只手放在患儿背部，托住患儿头部，用两手臂有效夹住患儿，使患儿转为仰卧位。转换体位时注意保护患儿头颈、躯干、腹部同时翻转；d.急救者手托住患儿头颈，前臂撑于大腿上，患儿仰卧其上，头低于躯干；e.与胸外按压相同的位置及手法给患儿5次快速向下的胸部按压。

以上步骤可以重复直至异物排出或婴儿失去意识；婴儿失去意识时使用舌—颌抬高方法开放气道，若看到异物将其取出，尝试人工呼吸。

②儿童：海姆立克（HeimLich）手法：a.站在患儿背后，术者手臂从患儿腋下环抱患儿躯干；b.一只手握拳将拳头的大拇指对准患儿剑突下脐上方腹中线处；c.另一手扣在拳头外、快速、反复向后上的推压患儿腹部（避免撞击剑突及肋缘），直至异物排出或患儿意识丧失；d.患儿意识丧失时用舌—颌抬高法开放气道，若看到异物用手指去除。并尝试人工呼吸，或腹部推压法排异物。

(2)手术取异物。

①症状轻微、无并发症者尽早手术取异物。

②阻塞性呼吸困难者，应立即手术取异物。

③并发症严重者，如高热、脱水、皮下气肿、纵隔气肿和气胸等，先控制并发症，待病情缓解后再取异物。

④完全或接近完全呼吸道梗阻、极度呼吸困难、发绀时，无取异物的设备和技术条件情况下，先行气管插管或气管切开术或环甲膜穿刺术维持呼吸道通畅，再转有条件医院。

2.对症治疗

包括给氧、呼吸支持和治疗继发感染等。

六、预防

本病是完全可预防疾病,预防要点如下。

(1)避免婴儿口含食物或纽扣、珠子等小型物件。

(2)避免磨牙未发育完善的婴儿进食花生、瓜子等坚果类或不宜咀嚼细碎的食物。

(3)避免进食时或口含食物时嬉戏、打闹。

(4)避免恐吓进食中的婴幼儿。

(5)对吞咽障碍的患儿给予特别喂养护理。

(6)特别注意小儿吸食半流质或冻状食物易发生误吸。

七、小结

(1)呼吸道异物主要指外源性异物。

(2)明确异物吸入史,突发剧烈呛咳诊断容易。无明确异物史,症状不典型时诊断比较困难,较长时间呼吸道感染,尤其伴喘息,迁延不愈时应考虑呼吸道异物可能。

(3)临床典型表现为突然剧烈呛咳、严重者呼吸困难、不能发音、发绀,甚至窒息死亡。可并发呼吸道感染、肺不张、气胸、皮下气肿和纵隔气肿等。

(4)典型体征为可闻及气管内异物撞击音、患侧呼吸音减低。

(5)X线检查、胸部CT扫描及三维重建、支气管镜检查可确定诊断。

(6)治疗的关键是尽早或立即取出异物。

参考文献

[1]蔡维艳.儿科疾病临床诊疗学[M].广州:世界图书出版公司,2012.

[2]封志纯.儿科重症医学理论与诊疗技术[M].北京:北京大学医学出版社,2011.

[3]李伟伟,王力宁.儿科中西医结合诊疗手册[M].北京:化学工业出版社,2015.

[4]王晓青,高静云,郝立成.新生儿科诊疗手册[M].北京:化学工业出版社,2013.

[5]夏慧敏,龚四堂.儿科常见疾病临床诊疗路径[M].北京:人民卫生出版社,2014.

[6]周文浩,程国强.新生儿疾病速查[M].北京:人民卫生出版社,2014.

[7]庄思齐.儿科疾病临床诊断与治疗方案[M].北京:科学技术文献出版社,2010.

[8]陈嘉慧,印根权,余嘉璐,邓力.红霉素与阿奇霉素治疗小儿肺炎支原体肺炎的临床研究[J].中国临床药理学杂志,2015,31(08):587-589.

[9]黄佳琴.小儿佝偻病发病相关因素调查分析及临床诊疗研究[J].中外医学研究,2016,14(02):140-141.

[10]李增清,钟纪茵,李文仲,陈永新,邹有群.小儿支气管哮喘相关影响因素研究[J].中国现代医学杂志,2013,23(22):70-73.

[11]刘备,马国.新生儿黄疸的治疗药物研究进展[J].中国医院药学杂志,2015,35(16):1515-1519.

[12]刘亚莉,张苏,秦桂琼,马艳,李霞.小儿佝偻病与营养不良关系的调查分析[J].实用预防医学,2014,21(09):1108-1109.

[13]王伟利,赵学良.消化性溃疡的儿科治疗分析[J].吉林医学,2015,36(17):3878-3879.

[14]杨英,崔玉芳,马建英.小儿鹅口疮的临床治疗研究[J].中国卫生产业,2014,11(26):1-2.

[15]张硕.小儿过敏性紫癜的诊断与治疗[J].中国医药指南,2016,14(16):157-158.